Heike Führ wurde 1962 in Mainz geboren, ist verheiratet und hat 2 erwachsene Kinder und ein Enkelkind! Seit 4 Jahren lebt Seelenhund Smiley bei ihr und ihrem Mann.

Sie ist seit 1994 an Multiple Sklerose erkrankt und gestaltet zur Information darüber einen Blog, sowie die gleichnamige sehr lebendig laufende Facebook-Seite. Sie ist eine sehr erfahrene und routinierte Bloggerin und arbeitet für mehrere Projekte. Dadurch steht sie in engem Kontakt zu vielen MS-Betroffenen und kennt die 1000 Gesichter der MS!

Des Weiteren hat sie bereits sehr viele MS-Begleitbücher, 3 Kinderbücher, ein „Glücks- und Hoffnungsbuch", ein „Freundschafts-Buch", sowie Kochbücher, u.a. „LOW CARB „Vegetarisch" geschrieben.

Heike Führ ist ausgebildete Erzieherin mit vielen fundierten pädagogischen und psychologischen Fort- und Weiterbildungen. Sie belegte auch mehrere Kurse für „Yoga mit Kindern". Diese intensive Zeit und ihr umfassendes und kenntnisreiches pädagogisches Wissen prägen und komplettieren ihr Schreiben.

http://multiple-arts.com/
http://heikef.jimdo.com

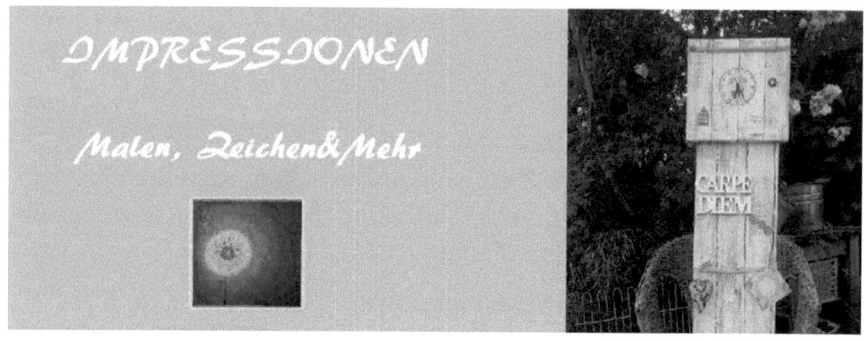

Die zweite Leidenschaft der Autorin gilt neben dem Schreiben
dem Malen und Zeichnen. Auf Facebook ist sie hier zu finden:

„Impressionen - Malen, Zeichnen & Mehr"

https://www.facebook.com/IMPRESSIONEN.Kunst/?fref=ts

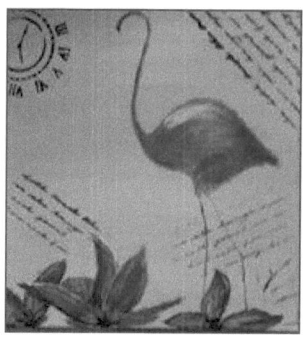

Heike Führ

Fragen & Antworten rund um die MS

Multiple Sklerose einfach erklärt

-Für neu Diagnostizierte und „alte Hasen"
gleichermaßen-

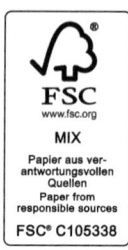

>Fragen & Antworten rund um die MS /

Multiple Sklerose einfach erklärt<

© 2017 Heike Führ

Originalausgabe September 2017

© 2017 Herstellung und Verlag:

BoD – Books on Demand, Norderstedt

ISBN: 9783744883474

© 2017 Satz, Layout: Heike Führ

Cover Bildnachweis: istock whyframestudio

Bibliografische Information der Deutschen Nationalbibliothek: Die Deutsche Nationalbibliothek verzeichnet diese Publikation in der Deutschen Nationalbibliografie; detaillierte bibliografische Daten sind im Internet über http://dnb.de abrufbar. Printed in Germany

INHALTSVERZEICHNIS

Hinweis

Für dieses Buch wurde sehr sorgfältig recherchiert – allerdings ist es kein wissenschaftliches Fach- oder Lehrbuch. Alle angegebenen Informationen wurden nach bestem Wissen und Gewissen zusammengetragen und weitergegeben.

Das Buch und seine Inhalte sollen dem Leser dazu verhelfen, eine Hilfe zur Selbsthilfe zu finden und eigenverantwortlich den eigenen Erfahrungshorizont zu erleben und zu erweitern. Es stellt trotz der ausführlichen Hintergrundinformationen immer nur eine Orientierungshilfe dar und kann niemals den Besuch eines Arztes ersetzen, wenn man professionelle Hilfe benötigt.

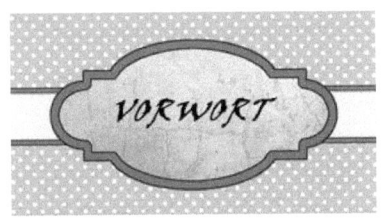

*U*rteile nicht nach dem äußeren Schein, wie jemand wirkt oder zu sein scheint. Denn man weiß nie, ob diese Person nicht vielleicht gegen eine schwere Krankheit kämpft.

Es könnte jemand sein, der ständig Schmerzen aushalten muss, oder einen schwerwiegenden Kummer

mit sich herumträgt.

Es können unzählige Faktoren sein,

die diesen Menschen ausmachen.

Er atmet, aber vielleicht bereitet ihm das Schmerzen.

Er mag jung aussehen und wie das "blühende Leben",

aber vielleicht fühlt er sich innerlich um Dekaden älter.

Er lächelt, aber sein Herz und sein Körper weinen.

Er läuft, er spricht, er kocht und macht sauber, er arbeitet, wenn er kann und manchmal auch, wenn er NICHT kann!

Dieser Mensch IST, aber er ist nicht alles auf einmal.

Dieser Mensch ist hier, ist anwesend,

aber ein Teil von ihm ist nicht da - er vermisst ihn selbst!

Dieser Teil kämpft eine Schlacht, die Du niemals sehen wirst.

Aber wenn Du Dir einen Moment Zeit nimmst und hinter das Lächeln dieses starken Menschen schaust, siehst Du vielleicht die Person, die er ist, die ihn ausmacht und zwar mit

allen anwesenden und NICHT-anwesenden Teilen.

Liebe Leser,

immer wieder tauchen bestimmte Fragen auf – mich erreichen Emails und Anfragen und in den Facebook-MS-Gruppen sind diese hier beantworteten Fragen eine häufige Überlegung. Und nicht nur Neuerkrankte fühlen sich unsicher, denn sogar „alte MS-Hasen" stehen immer wieder einmal vor diesen Fragen. MS ist die „Krankheit der 1000 Gesichter" und deshalb kann man, sogar wenn man jahrzehntelang MS hat, plötzlich einem neuen Symptom gegenüberstehen oder durch andere Umstände verunsichert sein.

Ich selbst habe seit 1994 MS, die sich damals mit einem blinden und nach außen gelähmten Auge heftig bemerkbar machte.

Mein MS-Verlauf ist zwar recht mild, aber mich plagt sehr heftig die „Fatigue" (= abnorme Erschöpfung und Erschöpfbarkeit) und deshalb widme ich mich auch am Häufigsten in meinen Texten und Büchern den sogenannten „unsichtbaren Symptomen".

Auf Grund meiner mich mittlerweile sehr ausfüllenden Tätigkeit als Bloggerin und meiner Arbeit mit der sehr lebendig verlaufenden Facebook-Seite - mit momentan (Oktober 2017) über 7000 Followern - bekomme ich sehr viel rund um die MS mit, habe Kontakt zu enorm vielen MS`lern und auch zu deren Angehörigen.

Da manche Fragen gehäuft auftreten, habe ich mich entschieden, sie zusammenzufassen und als Büchlein herauszugeben.

Ich weise wie immer in meinen Büchern darauf hin, dass ich medizinischer Laie, aber ein sehr informierter MS`ler bin. Ich berichte aus meinem eigenen Erleben oder beziehe Recherchen mit ein und lasse diese fachlich prüfen. Trotzdem erhebe ich keinen Anspruch auf die 100%ige Genauigkeit und möchte auch keine Lehrbücher neu schreiben. Ich fasse meine Recherchen lediglich für Sie zusammen. ☺

Ich habe manche fachliche Passagen direkt dem Internet entnommen, um sie nicht zu verfälschen und diese dann entsprechend gekennzeichnet.

Wie in meinen anderen Büchern auch, werde ich zur Veranschaulichung Grafiken und auch meine eigenen Texte miteinfügen.

Auf Fragen und Antworten zu Medikamenten habe ich bewusst verzichtet, da ich medizinischer Laie bin.

Da sich manche Fragen „überschneiden" oder doppeln, kann es auch zu ähnlichen oder doppelten Antworten kommen. Aber da auch jede Frage für sich als Antwort dienen soll, möchte ich sie jeweils in sich abgeschlossen beantworten.

Während ich dieses Buch schreibe, fällt mir auf, dass ich zu fast jedem der genannten Symptome (oder auch zu den Fragen) schon ein jeweils gesondertes Buch geschrieben habe. Deshalb gehe ich hier auch nur in Kurzform auf alle gängigen Fragen ein. Sollte Sie ein Symptom besonders interessieren, finden sie am Ende des Buches eine Liste mit meinen entsprechenden Büchern.

Des Weiteren bin ich mittlerweile eine recht aktive YouTuberin geworden und wenn Sie sich lieber Videos anschauen, als zu lesen, oder sie begleitend sehen möchten, werden Sie auf meinem YouTube-Kanal zu vielen Fragen rund um die MS fündig! ☺

Deshalb setze ich auch den jeweiligen Link zum passenden Text hier darunter – das macht es für Sie einfacher.

Herzliche Grüße und viel Freude beim Lesen,

Heike Führ

Mein YouTube-Kanal

„Heike Führ Bloggerin&Autorin"

https://www.youtube.com/channel/UCsP0vW_jE6w9j-urgmr6VOw

Viel Freude beim Anschauen!

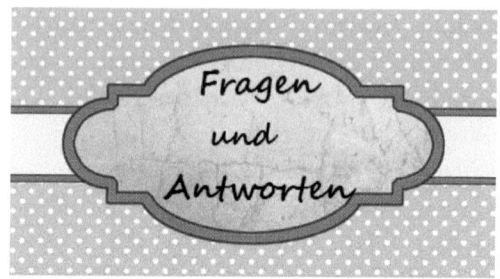

Fragen und Antworten

Was ist eine „Encephalitis disseminata"?

Encepahlitis disseminata (ED) ist eine andere Bezeichnung für **Multiple Sklerose**.

„Encephalitis" bezeichnet die Entzündung von Nervengewebe des Gehirns und/oder des Rückenmarks.

„Disseminata" bezeichnet das verstreute Vorkommen dieser Entzündungen.

Dies bedeutet, dass sich Entzündungen in Gehirn und Rückenmark an mehreren Stellen nachweisen lassen.

Was ist MULTIPLE SKLEROSE?

Multiple Sklerose (Encephalomyelitis disseminata - ED) ist eine neurologische chronische Erkrankung des zentralen Nervensystems (ZNS). Sie tritt meist zwischen dem 20. und dem 40. Lebensjahr auf und betrifft mehr als zwei Drittel Frauen. Trotz intensiver Forschungen konnten bis heute weder die genaue Ursache noch eine Heilungsmethode für diese Erkrankung gefunden werden.

Man nimmt an, dass Multiple Sklerose durch eine Autoimmunreaktion hervorgerufen wird: Entzündungsherde (Läsionen) in Gehirn oder Rückenmark beschädigen die Nervenhüllen, wodurch die Weiterleitung der Signale unterbrochen wird und es in Folge dessen zu neurologischen Ausfällen kommen kann.

Die Stellen, an denen die Entzündungsherde im Gehirn und/oder Rückenmark sitzen, sind für die Art der Symptome maßgeblich und verursachen die entsprechenden Symptome und Beschwerden. Dadurch ist die Weiterleitung elektrischer Impulse zwischen den verschiedenen Nerven- und Körperzellen gestört.

Sie sind bei jedem Patienten unterschiedlich, ebenso wie Zeitpunkt und Ausmaß der eventuellen Schübe. Sie sind niemals vorhersehbar.

Für die Betroffenen, aber auch für die Angehörigen, bedeutet die Krankheit und deren Unberechenbarkeit eine große Unsicherheit für die Zukunft und löst verständlicher Weise auch viele Ängste aus.

YouTube: „Was ist MS?"

https://www.youtube.com/edit?o=U&video_id=xo_2uIw5TEI

MS kann unterschiedliche Bereiche im Gehirn und Rückenmark betreffen. Dadurch können sehr viele unterschiedliche Funktionsstörungen auftreten. Wichtig zu wissen ist, dass nicht jeder Mensch mit MS von jedem Symptom und auch nicht von jedem Symptom gleich „schwer" betroffen ist. Symptome können sowohl als „akuter Schub", als auch dauerhaft in unterschiedlichen Kombinationen auftreten. Das heißt wirklich, dass die Krankheit bei jedem Menschen anders verläuft und deshalb auch die „Krankheit mit den 1000 Gesichtern" genannt wird.

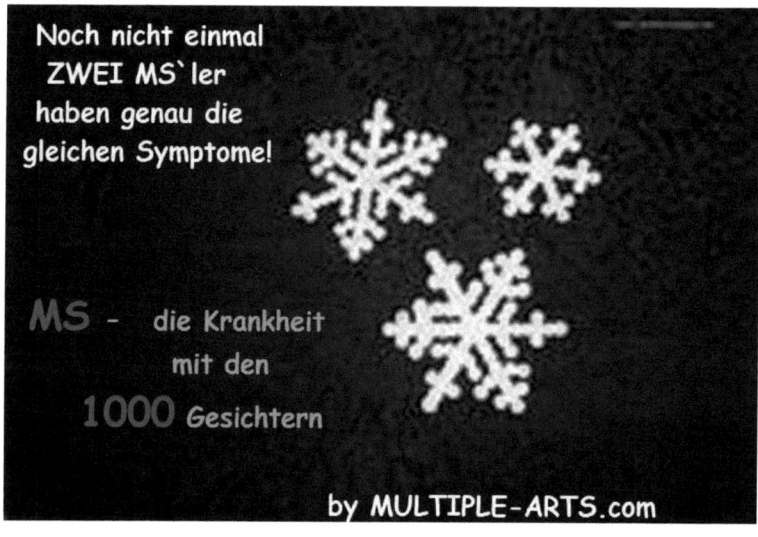

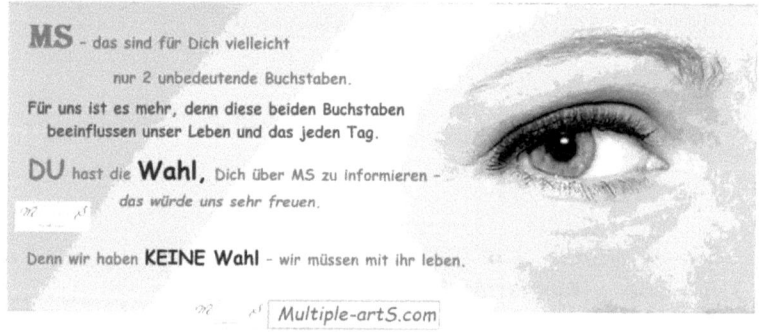

Wie entsteht die MS?

Körpereigene Abwehrzellen des Immunsystems (T-Zellen) greifen die Nervenscheiden (Myelinscheiden) an. Die Myelinscheiden sind die Hüllen, die die Nervenfasern von außen schützen.

Es kommt zu Entzündungsreaktionen mit der Folge, dass die Nervenscheiden zerstört werden. Der Nerv wird dadurch stellenweise nicht mehr gut oder ausreichend mit Nährstoffen versorgt - die Impulsleitung des betroffenen Nervs wird gestört.

Die Nervenscheiden können sich entweder wieder erholen, oder aber weiter geschädigt werden, so dass sich auch die Nervenfaser verändert. Im letzteren Fall kommt es zu bleibenden Schäden.

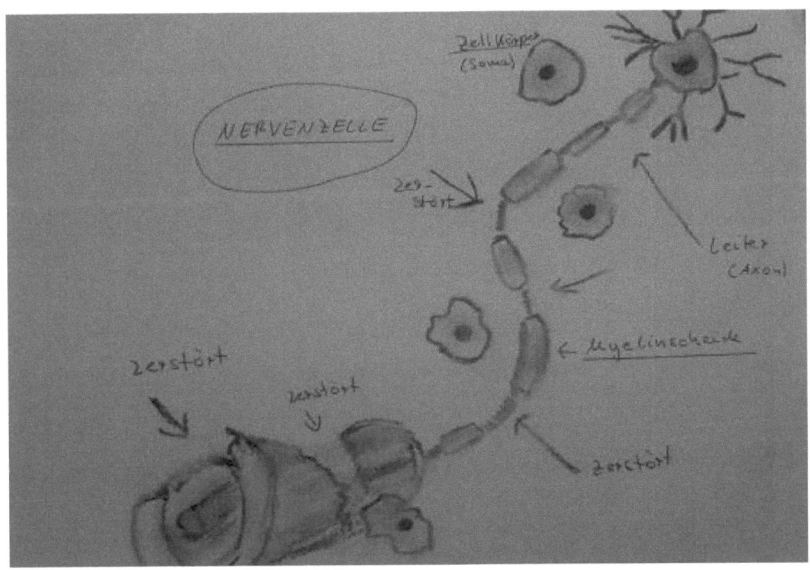

Was bedeutet „Autoimmun" und „Autoimmunerkrankung"?

Autoimmun ist eine Immunreaktion, die gegen körpereigenes Gewebe gerichtet ist.

Autoimmunerkrankung ist eine Erkrankung, die durch (fehlgesteuerte) autoimmune Reaktionen verursacht ist.

MS:

Hast Du jemals einen Schnitt in Deinem Arm oder Bein gehabt, der dann durch eine Entzündung zu einer größeren Wunde wurde???
Und trotz Behandlung wurde der Schnitt größer und größer und es entstand eine Narbe?

Nun, das ist genau das, was wir MS-Patienten in unserem Gehirn und in der Wirbelsäule haben:

Unser eigenes Immunsythem kämpft gegen sich selbst an und es entstehen aus den Entzündungen „Narben" (Läsionen) -
sie werden größer und größer... Und sie heilen selten ganz ab. Sie sind immer da und manchmal entzünden sie sich von Neuem.
Außerdem kommen im Laufe der Zeit unzählige neue Narben dazu.

Du kannst sie ohne MRT nicht sehen,
aber WIR spüren sie jeden Tag.
-frei nach „keep s`myeling"-

by MULTIPLE-ARTS.com

Was ist eine Basistherapie
oder eine Eskalationstherapie?

Die **Basistherapie (BT)** bei MS ist eine Behandlungsmaßnahme zur Erhaltung des Allgemeinzustandes und zur Verhinderung von Komplikationen und Folgeschäden.

Die **Eskalationstherapie (ET)** ist eine Therapieerweiterung nach mangelnder Wirksamkeit der Basistherapie oder bei schwerem Verlauf der MS.

Dazu möchte ich anmerken, dass die Einnahme von all diesen Medikamenten unter den MS-Betroffenen nicht unumstritten ist. Es gibt unzählige MS`ler (wie auch mich), die (mittlerweile) auf eine BT verzichten. Allerdings muss die jeweilige Medikamentation oder auch das Weglassen dieser unbedingt dem jeweiligen individuellen MS-Verlauf angepasst werden und somit ganz individuell und mit dem Neurologen abgeklärt werden. Dies sind Entscheidungen, die jeder für sich treffen muss – hier kann man sich niemals mit anderen Betroffenen vergleichen und man sollte auch nicht pauschalisieren oder mit Rat-Schlägen um sich werfen. Dies ist ein sehr schwerwiegendes Thema, dass stark differenziert betrachtet werden sollte.

Wie beginnt eine MS?

Die möglichen und schließlich auftretenden Symptome der MS sind sehr vielfältig ("Krankheit der 1000 Gesichter"). Vor allem sind die Beschwerden abhängig davon, an **welcher Stelle im Körper** sich die MS-Herde entwickelt haben.

Erste Anzeichen der Erkrankung sind oft **Gefühlsstörungen:** Bestimmte Bereiche der Arme und/oder Beine "kribbeln" und sind "taub". Sehr häufig und auch als Anzeichen eines typischen "ersten Schubes", macht sich die MS durch eine **Sehnerventzündung (SNE)** bemerkbar. Beispielsweise ist dies dann ein Sehen, das wie durch einen dichten Nebel, unscharf oder mit Doppelbildern erscheint.

Oft werden diese Symptome begleitet durch **Schwindel**, der so heftig sein kann, dass Übelkeit mit aufkommt. Des Weiteren werden anfangs auch oft die Beine schwächer oder "schwammig".

Sensibilitätsstörungen (Missempfindungen) treten ebenfalls zu Beginn gehäuft auf.

Zusammengefasst kann man sagen, dass zu den häufigeren Anfangs-Beschwerden bei Multipler Sklerose folgende Symptome gehören:

- Sehstörungen (Sehunschärfe, milchiger Schleier)
- Augenschmerzen
- Fatigue
- Sensibilitätsstörungen (Kribbeln, Jucken, Kälte- oder Wärmegefühl)
- Taubheitsgefühl an bestimmten Körperstellen
- Missempfindungen oder Schmerzen an bestimmten Körperstellen (Hände, Unterschenkel und Füße sind besonders häufig betroffen)
- Koordinationsstörungen
- Gleichgewichtsprobleme

In meinem Fall zeigte sich der erste Schub durch ein blindes und gelähmtes Auge. Durch eine hohe Kortison-Stoßtherapie wurde das

Auge fast vollständig wieder geheilt. Auf Grund dieses typischen ersten MS-Symptoms konnte relativ schnell die Diagnose MS gestellt werden. Aber eine eindeutige Sofort-Diagnose ist leider oft schwierig. Denn alle der hier genannten Beschwerden können auch ganz andere Ursachen haben. Es wäre also falsch, gleich auf eine MS zu tippen, nur weil man eines dieser Symptome hat.

Leider ist es aber auch so (1000 Gesichter - und unliebsam genannt „Fratzen" - der MS), dass die MS in ihren Erscheinungsformen so variantenreich ist, dass auch ein Fehlen aller oben genannten Beschwerden keine Garantie ist, **keine** MS zu haben. Das heißt, dass sie sich im Einzelfall also auch vollkommen anders äußern kann.

Neuerkrankten sei aber gesagt, dass **die Diagnose MS nicht das Ende, sondern nur „ein neuer Anfang" ist.**

Nicht jeder MS`ler landet zwangsläufig im Rollstuhl – das ist leider immer noch ein weit verbreiteter Irrtum. MS ist auch weder tödlich, noch ansteckend. (Tödlich verläuft sie in Ausnahmefällen und meist nur, da Organe auf Grund der vielen Nebenwirkungen der Medikamente versagen).

MS ist eine ernstzunehmende Erkrankung, die auch scheinbar sehr auf Stress reagiert (meine Schübe kamen immer nach heftigem Stress), aber es gibt auch die wirklich milden Verläufe und nicht nur die schweren Verlaufsformen.

Stellen Sie sich Ihren Symptomen, nehmen Sie sie an und kämpfen Sie nicht gegen sie, sondern bieten ihnen die Stirn! Denn eins ist wichtig: Wir müssen lernen mit dieser Erkrankung und ihren vielschichtigen Symptomen umzugehen und sinnvoll und möglichst lebensfroh zu leben! Ein Verleugnen ist ebenso wenig zielführend, wie eine Panikmache. Ein gesundes Hinschauen und Beobachten - das „gute alte Mittelmaß" - ist notwendig. Sicherlich funktioniert das zu Beginn einer Erkrankung nicht sofort, aber man kann es lernen. Auch sollte man sich nicht scheuen, professionelle Hilfe (zum Beispiel eines Psychotherapeuten) anzunehmen.

✓ **Hilfe anzunehmen ist keine Schwäche, sondern zeugt von Stärke und Selbstbewusstsein.**

Und mein wichtiger Hinweis an alle **Neuerkrankten**: Lasst Euch bitte nicht erschrecken von dem Aufzählen all dieser *MÖGLICHEN* Symptome, denn selten haben alle MS`ler alle Symptome, sondern eher eine „Auswahl" davon.

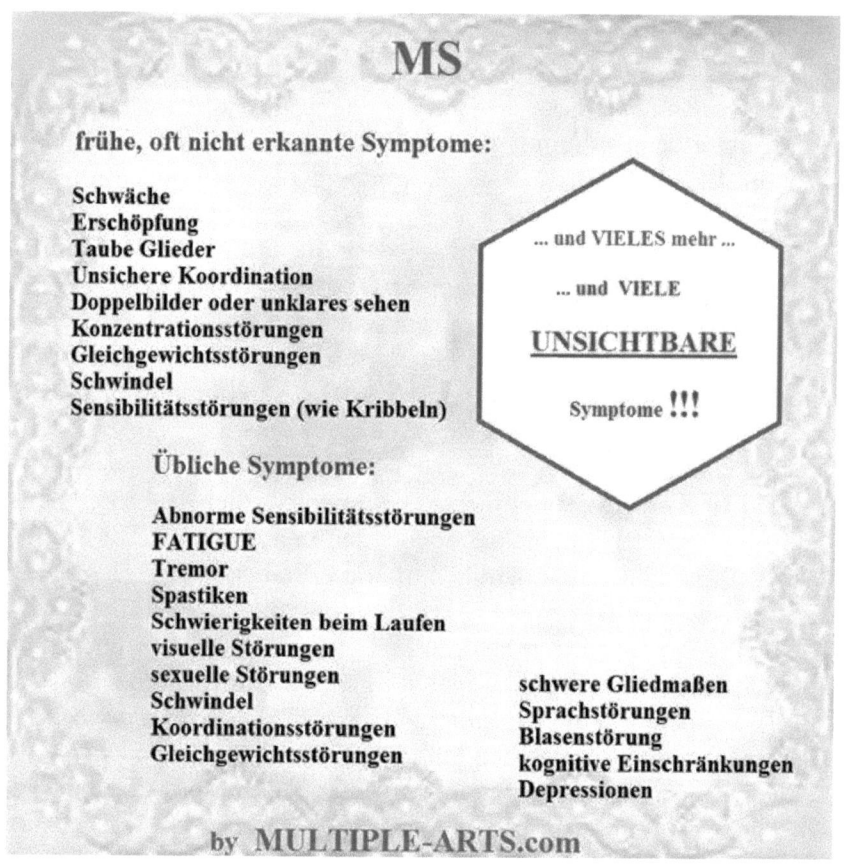

Was sind typische MS-Symptome?

MULTIPLE SKLEROSE

M üdigkeit

U nterschiedliche Verlaufsformen

L eiden

T aube Gliedmaßen

I nkontinenz

P ermanente Schwäche

L achen

E xtreme Erschöpfbarkeit

S chwindel

K ognitive Störungen

L äsionen

E motionale Achterbahn

R uhelose Beine

O hne Energie

S chmerzen

E xtreme Koordinations-Störungen

Und Vieles mehr ...

Die **möglichen Symptome der MS** sind sehr vielfältig und sie trägt ihren Namen „Krankheit der 1000 Gesichter" zu Recht. Beschwerden und die damit eventuell einhergehenden Beeinträchtigungen sind immer abhängig davon, an welcher Stelle im Körper sich die MS-Herde entwickelt haben.

Zu den häufigeren Beschwerden bei Multipler Sklerose gehören demnach:

- Sehstörungen (Sehunschärfe, milchiger Schleier, Tunnel-Sehen)
- Augenschmerzen
- Fatigue
- Sensibilitätsstörungen (Kribbeln, Jucken, Kälte- oder Wärmegefühl u.ä. an bestimmten Hautstellen)
- Taubheitsgefühl an bestimmten Körperstellen
- Missempfindungen oder Schmerzen an bestimmten Körperstellen (Hände, Unterschenkel und Füße besonders häufig betroffen)

Eher bei länger bestehender Erkrankung:

- Muskelkrämpfe
- Lähmungsstörungen
- Spastische Bewegungshemmungen
- Schluckstörungen
- Schwindel
- Sprechstörungen
- Zittern (z.B. der Hände bei Beginn einer Bewegung)
- Blasenstörungen
- Magen-Darm-Beschwerden
- Müdigkeit, Abgeschlagenheit
- Psychische Störungen

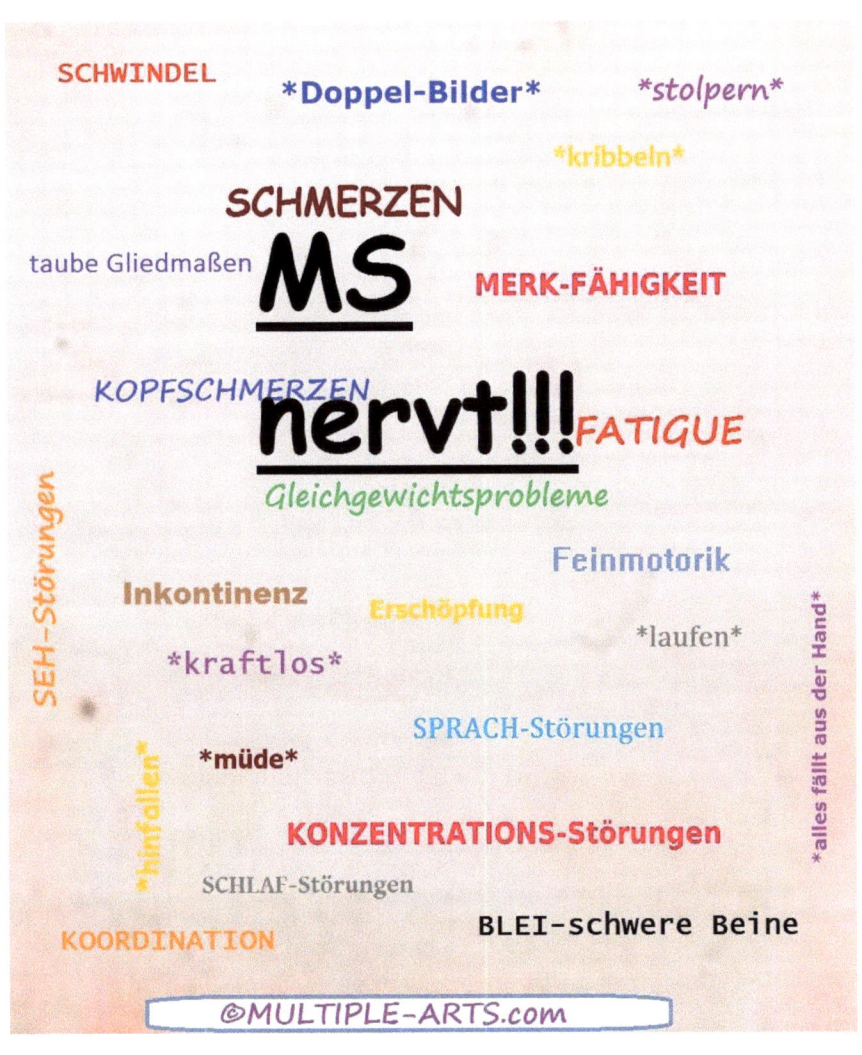

Meine passenden 3 YouTube-Videos:
Teil 1
https://www.youtube.com/edit?o=U&video_id=utiFNOm3E8Y

Multiple Sklerose: Beschreibung

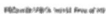

Multiple Sklerose (MS) ist eine chronische Erkrankung,
die das zentrale Nervensystem (ZNS: Rückenmark und Gehirn inklusive Sehnerv)
betrifft. Durch die Entzündung von Nervenstrukturen kommt es zu unterschiedlichen
Beschwerden wie Seh- und Gefühlsstörungen, Schmerzen oder Lähmungen.
Bislang ist Multiple Sklerose noch nicht heilbar.

Autoimmunerkrankung:

Multiple Sklerose ist eine Autoimmunerkrankung: Abwehrzellen (Immunzellen) des Körpers, die
normalerweise fremde Eindringlinge wie Viren oder Bakterien unschädlich machen, richten sich gegen
körpereigene Strukturen.

Im Fall der MS werden die Hüllen der Nervenfasern (Myelinscheiden) attackiert und zerstört
(Demyelinisierung). Auch die Nervenfasern und Nervenzellen selbst werden geschädigt. In der Folge
können Nervensignale nicht mehr richtig weitergeleitet werden - es kommt zu Nervenausfällen. Diese
können sich auf unterschiedlichste Weise äußern, weil die Entzündungen (Entzündungsherde) in allen
Bereichen des ZNS auftreten können.

Deshalb wird die Multiple Sklerose oft auch "Encephalomyelitis disseminata" genannt: "disseminata"
bedeutet "verstreut", während sich der Begriff "Encephalomyelitis" auf die grundlegenden Vorgänge der
Erkrankung bezieht: "Enkephalos" steht für Gehirn, die Endung "-itis" für „Entzündung".
(Quelle:http://www.netdoktor.de/krankheiten/multiple-sklerose/)

Und noch ein bisschen Spaß:

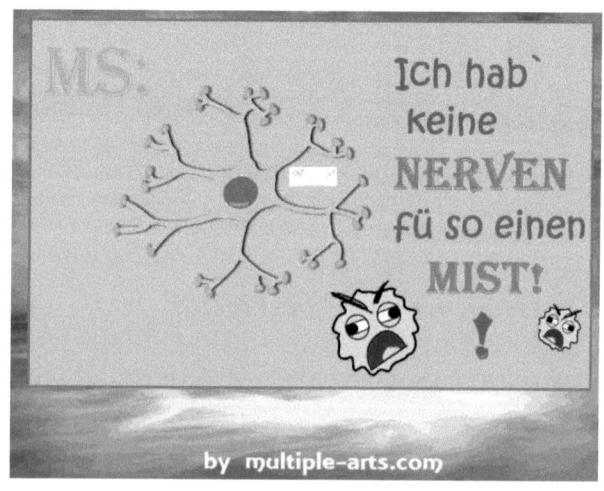

Wer erkrankt an MS?

MS wird häufig zwischen dem 20. und 40. Lebensjahr diagnostiziert.

Frauen sind zu 2/3 von MS im Verhältnis zu Männern betroffen. Ungefähr 2,3 Millionen (oder 1 von 3000 Personen) weltweit haben MS.

MS ist nicht vererbbar, aber es scheint eine „genetische Disposition" zu geben.

Multiple Sklerose: Beschreibung

Multiple Sklerose (MS) ist eine chronische Erkrankung, die das zentrale Nervensystem (ZNS: Rückenmark und Gehirn inklusive Sehnerv) betrifft. Durch die Entzündung von Nervenstrukturen kommt es zu unterschiedlichen Beschwerden wie Seh- und Gefühlsstörungen, Schmerzen oder Lähmungen. Bislang ist Multiple Sklerose noch nicht heilbar.

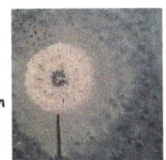

Autoimmunerkrankung:

Multiple Sklerose ist eine Autoimmunerkrankung: Abwehrzellen (Immunzellen) des Körpers, die normalerweise fremde Eindringlinge wie Viren oder Bakterien unschädlich machen, richten sich gegen körpereigene Strukturen.

Im Fall der MS werden die Hüllen der Nervenfasern (Myelinscheiden) attackiert und zerstört (Demyelinisierung). Auch die Nervenfasern und Nervenzellen selbst werden geschädigt. In der Folge können Nervensignale nicht mehr richtig weitergeleitet werden - es kommt zu Nervenausfällen. Diese können sich auf unterschiedlichste Weise äußern, weil die Entzündungen (Entzündungsherde) in allen Bereichen des ZNS auftreten können.

Deshalb wird die Multiple Sklerose oft auch "Encephalomyelitis disseminata" genannt: "disseminata" bedeutet "verstreut", während sich der Begriff "Encephalomyelitis" auf die grundlegenden Vorgänge der Erkrankung bezieht: "Enkephalos" steht für Gehirn, die Endung "-itis" für „Entzündung".
(Quelle: http://www.netdoktor.de/krankheiten/multiple-sklerose/)

©2014 MULTIPLE-ARTS.com

Kann man zu Beginn der Erkrankung den weiteren Verlauf einschätzen?

Das ist leider sehr schwierig. Nach neuesten Erkenntnissen gibt es zum Zeitpunkt der Diagnosestellung in den meisten Fällen so gut wie keine sicheren Anhaltspunkte wie sich die MS weiter entwickeln wird.

Allerdings haben Studien gezeigt, dass die MS zum Glück nicht immer einen so schweren Verlauf nimmt wie oft befürchtet wird.

Im Laufe der weiteren Jahre lässt sich dann eher sehr vorsichtig ein Verlauf abschätzen.

Oft schreitet die MS über viele Jahre fast gar nicht voran oder sie geht nach einem Schub wieder in eine ruhige Phase über.

Leider gibt es auch weniger gute Verläufe. Das ist individuell so unterschiedlich, dass man auf Grund der „1000 Gesichter" dieser Erkrankung quasi keine echte Prognose stellen kann.

Verläuft MS tödlich?

Hier zitiere ich:

„Nein, die chronischen Entzündungen bei der Multiplen Sklerose (MS) können zwar bleibende Beeinträchtigungen nach sich ziehen, führen aber in der Regel nicht zum Tod. Todesfälle kommen ganz selten bei sehr schweren Verläufen vor, stellen aber die absolute Ausnahme dar.

Viele Menschen mit MS führen ein aktives Leben und sind auch nach vielen Krankheitsjahren nicht oder nur wenig eingeschränkt. Manchmal sind die neurologischen Beeinträchtigungen auch nur vorübergehender Natur, verflüchtigen sich also wieder nach einem Schub.

Ein Todesurteil ist diese chronische Krankheit nicht, doch muss man wegen der Nicht-Heilbarkeit lernen mit ihr umzugehen."

→ http://www.navigator-medizin.de/multiple_sklerose/die-wichtigsten-fragen-und-antworten-zu-multiple-sklerose/prognose/525-ist-die-multiple-sklerose-eine-toedliche-krankheit.html

WAS IST EIN SCHUB?

Typisch für die Multiple Sklerose ist das Fortschreiten in sogenannten **Schüben**.

Der Schub ist dabei eine relativ plötzlich einsetzende Phase, in der die Krankheit aktiver wird und sich der Zustand verschlechtert.

Das Einsetzen eines Schubes kann innerhalb von Stunden passieren, er kann sich aber auch langsamer über mehrere Tage aufbauen.

Ein **Schub** ist charakterisiert durch:

- Das Auftreten neurologischer Ausfallserscheinungen, die mindestens 24 Stunden anhalten und im Verlauf von Tagen oder Wochen wieder abklingen.
- Die aktuellen Symptome lassen sich nicht durch Veränderungen der Körpertemperatur oder im Rahmen von Infektionen erklären.
- Ein vorausgegangener Schub ist mindestens 30 Tage her.

Es kommt zu körperlichen Beschwerden oder neurologischen Funktionsbeeinträchtigungen.

Diese Symptome können sehr verschieden ausgeprägt sein - je nachdem, wo sich gerade ein Entzündungsherd im zentralen Nervensystem befindet. **Welches Symptom demnach im einzelnen Schub entsteht, ist abhängig von der jeweiligen Lokalisation des aktiven Entmarkungsherdes im zentralen Nervensystem.**

Es können dabei entweder neue Symptome oder vorhandene Symptome in verstärkter Form auftreten. Die Symptome verbessern sich meist nach einigen Tagen oder Wochen. (Das nennt sich „**Remission**").

Damit zwei Schübe als separat voneinander betrachtet werden können, muss deren Beginn mindestens 30 Tage auseinander liegen.

Einzelne, wenige Sekunden oder Minuten andauernde Ereignisse, wie z. B. eine einschießende Spastik, werden definitionsgemäß nicht als Schub eingeordnet. Kommen diese jedoch über einen Zeitraum von mehr als 24 Stunden häufiger vor, können sie auf eine Entzündungsaktivität hinweisen und als Schub behandelt werden.

In den meisten Fällen treten die ersten MS-Symptome abrupt ohne erkennbare Ursache und in vorübergehenden Episoden (Schüben) auf.

Mit der Zeit kann es zu einer teilweisen oder vollständigen Erholung kommen. Manchmal können die Symptome oder ein Funktionsverlust dauerhaft bleiben, sogar während einer Remissionsphase.

Das bedeutet: nachdem ein Schub abgeklungen ist, kann eine lange Phase der Ruhe folgen, in der die MS sich kaum bemerkbar macht und sich zumindest nicht weiter verschlechtert.

YouTube:
https://www.youtube.com/edit?o=U&video_id=7U9ctYxHpug

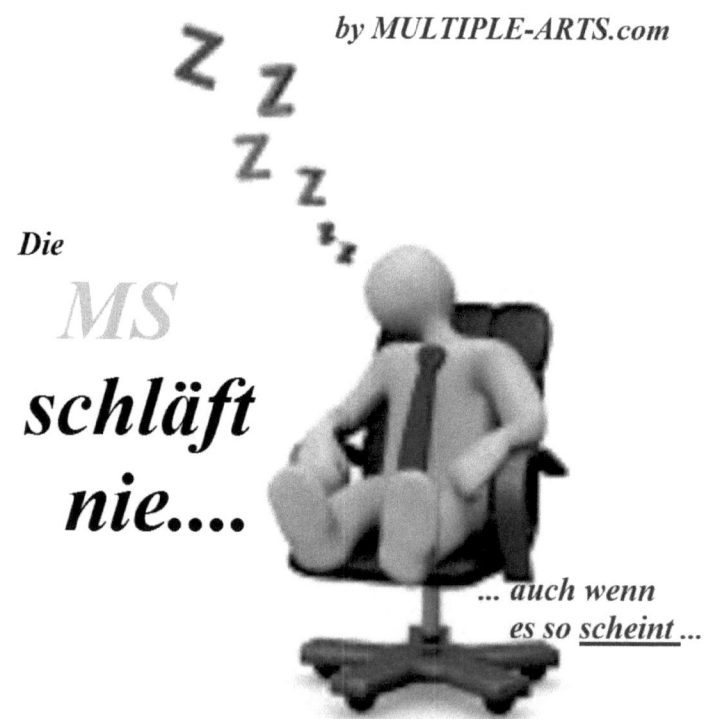

by MULTIPLE-ARTS.com

Die

MS

schläft

nie....

*... auch wenn
es so <u>scheint</u> ...*

Woher weiß ich, ob es sich um einen neuen Schub handelt?

Es ist vor allem zu Beginn der Diagnosestellung absolut nicht einfach, bei unbekannten und neu auftretenden Beschwerden/Symptomen zu beurteilen, ob es sich um einen neuen Schub handelt.

Dafür gibt es aber eine grobe Faustregel: Bestehen Beschwerden länger als 24 Stunden, kann es sich um einen Schub handeln.

Da aber auch dies nicht 100%ig aussagekräftig ist, sollte man bei Unklarheiten immer den Neurologen aufsuchen.

Erkennt man sofort, dass es sich bei einem Symptom um MS handelt?

Auch hier gilt: hat man schon länger MS und ist erfahren im Umgang mit auftretenden Symptomen, wird man eher erkennen können, ob es sich um ein MS-Symptom handelt. Generell ist dies aber schwierig – auch bevor die Diagnose gestellt wird.

Es gibt zwar typische Beschwerden und Funktionsbeeinträchtigungen bei MS, aber allein das reicht nicht für eine sichere Diagnose aus und es bedeutet auch nicht, dass alle Betroffenen gleichsam unter ihnen leiden, da die Ausfälle vom Ort der Entzündungen im zentralen Nervensystem abhängen. Manche Symptome allerdings wecken doch recht klar den Verdacht auf MS.

Gehen die Beschwerden/Beeinträchtigungen wieder komplett weg?

Typisch für einen MS-Schub zu Erkrankungsbeginn ist, dass die während des Schubes auftretenden Beschwerden komplett wieder verschwinden, wenn der Schub abklingt. Selbst bei weiteren Schüben danach kommt es häufig noch zu einer (fast) vollständigen Rückbildung der Symptome. Dieser Verlauf ist dann die **„schubförmig remittierende MS"** (remittierend = zurückbildend).

Bei länger bestehender MS bilden sich leider die neurologischen Schäden irgendwann selten komplett zurück. Es kann zwar auch dann noch sein, dass die Beschwerden nach einem Schub deutlich abnehmen, aber bestimmte Symptome werden zunehmend chronisch – das heißt, sie bleiben sozusagen erhalten und treten also auch außerhalb des eigentlichen/ursprünglichen Schubes auf.

Dann gibt es leider auch noch die zum Glück seltenere Verlaufsform „Primär progrediente MS", bei der sich die einmal aufgetretenen Beschwerden nicht mehr zurückbilden. Allerdings erleben diese Patienten eher selten Schübe, sondern diese Erkrankung schreitet relativ gleichmäßig voran.

Was kann einen Schub auslösen?

L eider sind die genauen Vorgänge, die einen Schub auslösen, immer noch nicht ausreichend geklärt. Allerdings kann man aus Erfahrung sagen, dass einige Faktoren Schübe begünstigen können.

Dazu gehören extreme Belastungen wie akute fieberhafte Infekte, Operationen, manche Impfungen (besonders solche mit Lebendimpfstoffen), hormonelle Umstellungen (z. B. nach einer Schwangerschaft) sowie anhaltender psychischer oder emotionaler Stress. Allgemein gilt zur **Vorbeugung** daher das, was auch Gesunde beherzigen sollten: sich vor Infektionen schützen, extreme Situationen meiden und eine gemäßigte Lebensführung mit ausreichend Ruhe- und Rückzugsmöglichkeiten, gesunder Ernährung, Stress reduzieren sowie eine persönliche Balance im Alltag finden. (http://www.msundich.de/fuer-patienten/ms-wissen/symptome/beginn-der-ms/?gclid=CjwKEAiAj7TCBRCp2Z22ue-zrj4SJACG7SBE0anmIR0N1cML8moIu-BJqWSSIRSTi5_3kqm1PSgJpBoCuqvw_wcB)

In meinem Fall war Stress immer ein deutlicher Auslöser, aber das gilt nicht für jeden MS`ler.

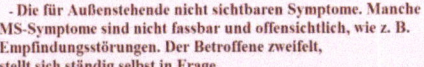
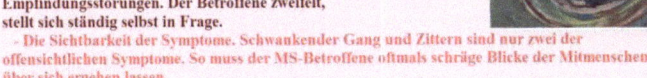

Stressauslöser bei MS

Chronische Zustände wie die Multiple Sklerose erhöhen den Stresslevel bei vielen MS Betroffenen deutlich. So gelten folgende Situationen als potenzielle Stressauslöser, zu denen es durch die MS kommen kann:

- Die für Außenstehende nicht sichtbaren Symptome. Manche MS-Symptome sind nicht fassbar und offensichtlich, wie z. B. Empfindungsstörungen. Der Betroffene zweifelt, stellt sich ständig selbst in Frage.
- Die Sichtbarkeit der Symptome. Schwankender Gang und Zittern sind nur zwei der offensichtlichen Symptome. So muss der MS-Betroffene oftmals schräge Blicke der Mitmenschen über sich ergehen lassen.
- Die Unberechenbarkeit von Multiple Sklerose an sich.
- Existenzielle Sorgen, die Erkrankungen wie Multiple Sklerose mit sich bringen.
- Die mögliche Beeinträchtigung der kognitiven Funktionen.
- Der plötzliche Verlust der Kontrolle.

Anzeichen von Stress

können z. B. sein:

Gereiztheit , Niedergeschlagenheit, Gefühl von Langeweile, Nervosität und Beklemmung, überschwängliche Gefühle, Albträume, Zerstreutheit, Pessimismus, Unentschlossenheit, feuchte Hände, Schwitzen, Durchfall oder Verstopfung, trockener Mund, Kopfschmerzen, Herzklopfen, Muskelkrämpfe und Verspannungen, Magenprobleme, wie Magenkrämpfe oder Übelkeit, Schwindel, vermehrtes Schlafbedürfnis oder Schlaflosigkeit, Kurzatmigkeit, Zähneknirschen

MS-Betroffene sollten auf diese Anzeichen von Stress achten und dem Stress aktiv entgegenwirken.

(Quelle: http://www.aktiv-mit-ms.de/ms-leben/ms-psyche/detail-artikel-nicht-stressen-lassen/)

©2014 MULTIPLE-ARTS.com

Schub oder Pseudoschub?

Neben den „echten" Schüben gibt es noch sogenannte **„Pseudo-Schübe".** Sie sind für Neuerkrankte sehr schwer von den echten Schüben zu unterscheiden, denn es können sich bestehende neurologische Symptome oder auch die allgemeine Leistungsfähigkeit vorübergehend verschlechtern.

Bei einem Pseudo-Schub klingen normaler Weise die Symptome aber wieder ab, wenn beispielsweise der Stressauslöser wieder weg ist.

Sie halten keine 24 Stunden an – das unterscheidet sie vom echten Schub.

Ein typisches Pseudo-Schub-Beispiel ist das sogenannte **„Uhthoff-Phänomen",** auf das ich noch gesondert eingehe. Es entsteht durch eine Erhöhung der Körpertemperatur (z. B. durch Fieber, Sport, Saunabesuch, Hitze). Es kann eine vorübergehende Minderung der Sehschärfe, Schwindel, taube Gliedmaßen und Vieles mehr auslösen und der Betroffene denkt dann sofort an einen Schub. Sobald man aber, wie eben erwähnt, die Auslöser meidet – sich zum Beispiel abkühlt, klingen die Symptome von alleine ab. Das ist der Unterschied zum echten Schub.

Bei mir ist beispielsweise „Stress" ein Auslöser für Pseudo-Schübe. Selbst positiver Stress wirkt bei mir unter Umständen drastisch: er kann zu richtigen Sehstörungen, tauben Gliedmaßen, schwerer Fatigue und bleischweren Beinen und einem völlig Ausgelaugtsein führen. Mittlerweile weiß ich diese Symptome einzuschätzen und selbst wenn sie am kommenden Tag noch da sind, weiß ich, dass es „nur" ein Pseudo-Schub war/ist. Am Anfang meiner Diagnose war dies allerdings sehr schwer zu unterscheiden und hat mich noch zusätzlich „Nerven gekostet" und sehr belastet.

Außerdem lösen bei mir Hitze, also warmes Wetter oder auch stickige Räume, einen Pseudo-Schub in Form des Uhthoff-Phänomens aus.

Welche FORMEN der MS gibt es?

Man unterscheidet drei Formen der MS:

- ✓ Schubförmige = rezidivierend-remittierende MS (RRMS)
- ✓ Sekundär progrediente MS (SPMS)
- ✓ Primär progrediente MS (PPMS).

Schubförmige MS
(rezidivierend-remittierende)

Dies ist die häufigste Form bei MS und betrifft mehr als 80 Prozent der MS'ler. Interessant ist, dass bei manchen Patienten in der Frühphase der Krankheit die Symptome vollständig fehlen – das heißt, sie zeigen sich nicht, wären aber doch in einem MRT nachweisbar.

Einen Schub kann man leider nicht voraussagen und die Symptome können jederzeit und völlig plötzlich auftreten. Das heißt, es können neue Symptome auftreten oder alte schon bekannte Symptome können wieder hervorkommen.

Ein Schub kann wenige Tage oder Wochen andauern und dann wieder verschwinden. Allerdings muss man wissen, dass auch wenn die Symptome nach einem Schub wieder weggehen, die MS doch im Hintergrund meist aktiv bleibt. Dies ist dann auf MRT-Bildern erkennbar, da sich die Schädigungen an beispielsweise den Nervenleitbahnen auch ohne Schub verändern oder neu auftreten können.

Sekundär progrediente MS

Diese Form der MS wird meist als folgendes Stadium oder als zweites Krankheitsstadium angesehen. Bei etwa 40 Prozent der Patienten geht die schubförmige MS nach 10-15 Jahren in eine sekundär progrediente MS (meist unbemerkt) über.

Allerdings kann in seltenen Fällen diese Form schon in der Frühphase der Erkrankung vorkommen.

Bezeichnend hierfür ist, dass einzelne Schübe auftreten, aber die Rückbildung unvollständig ist und vor allem die Behinderung zwischen den Schüben fortschreitet. Mit der Zeit nimmt die Anzahl der Schübe ab, während die Behinderung mehr und mehr zunimmt.

Primär progrediente MS

Diese Form der MS ist zum Glück selten und betrifft etwa 10 Prozent aller MS'ler. Die Symptome verschlechtern sich von Beginn an fortlaufend und die Behinderung nimmt kontinuierlich zu. Schubartige Episoden fehlen ebenso wie Remissionen. Es kommt nur gelegentlich zu vorübergehenden kleineren Verbesserungen.

Was sind unsichtbare Symptome?

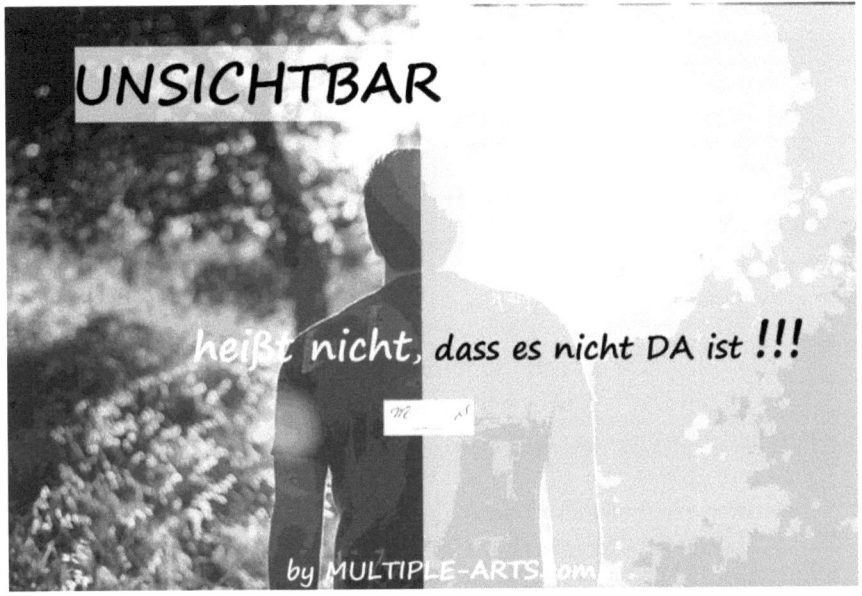

Viele Symptome bei MS, die aber das Leben eines MS`lers enorm einschränken können, sind **nicht sichtbar**.

Dies ist „Fluch und Segen". Segen ist es dann, wenn man dem Betroffenen, wenn dieser es nicht möchte, seine Behinderung nicht ansieht, was in vielen Fällen von Vorteil ist. Fluch ist es dann, wenn man es nicht sieht, es dem Betroffenen aber sehr schlecht geht und er immer und immer wieder erklären muss, wie es ihm gerade geht. Diese Kraft, die man dafür aufbringen muss, steht in keinem Verhältnis zu auch nur „Irgendetwas" – sie lähmt zusätzlich und ganz oft ist sie auch verletzend!

Für mich ist es beides: Fluch und Segen, denn natürlich bin ich sehr froh darüber, nur selten auf SICHTBARE Hilfsmittel, wie meinen Gehstock angewiesen zu sein, oder dem Rollstuhlservice auf Flugreisen. Ich bin dankbar, dass meine Form der MS mich körperlich zwar auch beeinträchtigt, aber ich den Zustand noch als akzeptabel hinnehmen kann.

Aber, und deshalb schreibe ich ja auch meine MS-Bücher, bin ich wirklich „Opfer" der unsichtbaren Symptome geworden, musste insgesamt 4 lange und harte und sehr erniedrigende Jahre auf meine „volle Erwerbsminderungsrente" warten und habe meine damaligen Gutachter (bis auf den letzten, ihm gegenüber empfinde ich einfach nur großen Dank) nicht überzeugen können, dass meine unsichtbaren Symptome, besonders die Fatigue, so allumgreifend und zerstörerisch sind, dass ich meinen Alltag nur noch schwer schaffe, geschweige denn meinen BERUFS-Alltag! Dieser Kampf hat mir viele neue Symptome beschert, mich sehr entkräftet und meiner MS sehr geschadet.

In solchen Momenten ist es Fluch, dass man die Krankheit nicht sieht!

Für mich war es sehr schlimm, immer wieder erklären zu müssen, WIE behindert ich bin, wie schlecht es mir geht, denn ich wollte eigentlich nur eins: gesund sein und niemandem noch erklären und beweisen müssen, wie schwer ich meinen Alltag schaffe. Ein Paradoxum, das mir auch seelisch schwer zu schaffen machte.

Aus diesem Grund ist es mir immer ein großes Anliegen auf die unsichtbaren Symptome aufmerksam zu machen.

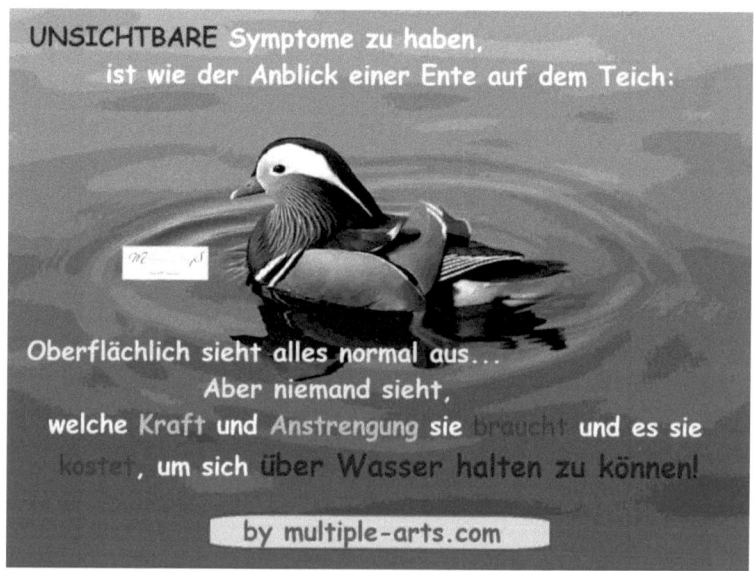

UNSICHTBARE Symptome zu haben,
ist wie der Anblick einer Ente auf dem Teich:

Oberflächlich sieht alles normal aus...
Aber niemand sieht,
welche Kraft und Anstrengung sie braucht und es sie
kostet, um sich über Wasser halten zu können!

by multiple-arts.com

Zu den unsichtbaren Symptomen der MS gehören unter anderem:

Fatigue, Uhthoff-Phänomen, Schwindel, Gleichgewichtsstörungen, Sehstörungen, Spastik/Muskelschwäche, Kraft- und Energielosigkeit, Depressionen, niedrigere Belastbarkeit, kognitive Leistungsstörungen, Blasen– und/oder Darmprobleme (Kontinenz-Probleme), Schmerzen, sexuelle Störungen, Ängste.

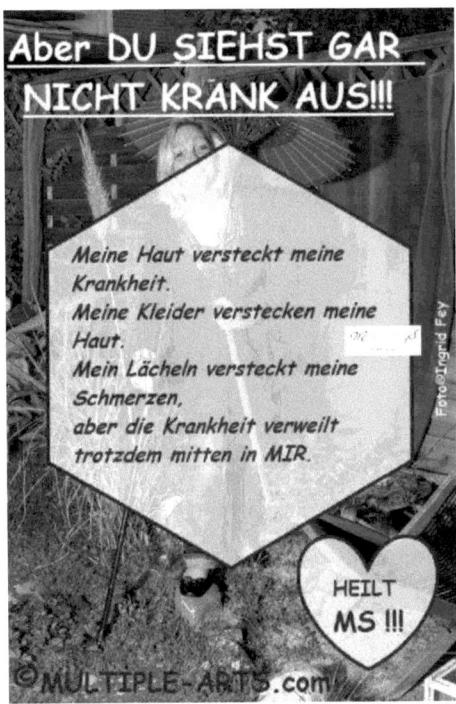

YouTube:
https://www.youtube.com/edit?o=U&video_id=oISqA7AXGbE
https://www.youtube.com/edit?o=U&video_id=16BaYMRPay4

Was ist das Myelin?

Myelin ist die Hüll- und Isoliersubstanz der Nervenfasern, die aus Lipiden und Proteinen besteht, und die Axone und Nervenzellkörper schützt und isoliert. Sie fördert die schnellere Weiterleitung einer Information und wenn sie beschädigt wird (Entzündungen bei MS), können Beeinträchtigungen entstehen.

Eine **Demyelinisierung** ist eine Schädigung sowie der Verlust/ die Abnahme der Myelinscheide der Nervenfasern.
Andere Bezeichnung: Entmarkung, Demyelinisation.

Myelinscheide: Andere Bezeichnung: Markscheide. Nervenfaserhülle, die das Axon umgibt und aus Myelin gebildet wird.

Was ist ein Entmarkungsherd?

Dies ist eine herdförmige Zerstörung der Markscheiden, die mittels MRT sichtbar gemacht werden kann und die bei der MS um kleine Venen oder diesen entlang angeordnet sein kann.

Was sind „Liquor" und die „Lumbalpunktion"?

Liquor ist das „Nervenwasser", was eine Flüssigkeit im Zentralnervensystem ist, die das Gehirn und das Rückenmark umspült. Sie schützt das Zentralnervensystem vor mechanischer Verformung und spielt eine Rolle im Stoffwechsel sowie möglicherweise in der Informationsvermittlung im Gehirn.

Lumbalpunktion: Entnahme von Liquor aus dem Wirbelkanal mittels einer speziellen Kanüle (Hohlnadel) in Höhe des 3./4. oder 4./5. Lendenwirbels. In diesem Bereich findet sich kein Rückenmark mehr. Es ist deshalb nicht richtig, von einer „Rückenmarks-Punktion" zu sprechen. Eine Verletzung des Rückenmarkes ist fast ausgeschlossen, da dieses deutlich oberhalb der Einstichstelle endet.

Was ist ein Axon und wofür benötigt man es?

Axone sind die Fortsätze von Nervenzellen. Sie stellen die Verbindung zwischen den Nervenzellen und den ihnen nachgeschalteten Erfolgszellen, z.B. Muskelzellen, her und dienen der **Kommunikation im Nervensystem.**

Axone werden von Hüllzellen umgeben. **Diese bilden Myelin** und überziehen die Axone mit einer weißlichen Myelinscheide (Markscheide). Die Myelinscheide schützt die Axone und beschleunigt die Leitung der Nervenimpulse.

Axon:

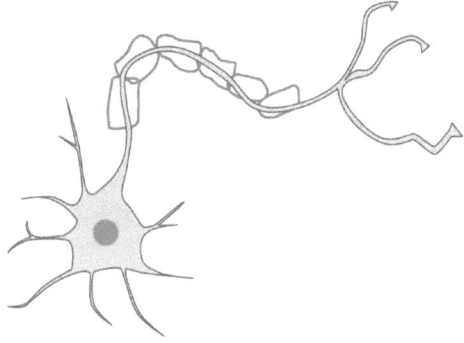

Können alle Bereiche des ZNS
von der MS betroffen sein?

J a, das kann sein, denn innerhalb des zentralen Nervensystems (also im Gehirn und Rückenmark) kann es in allen Bereichen zu Entzündungen im Rahmen der MS kommen.
Die Verteilung der Entzündungen sieht man im MRT. Jeder Betroffene hat individuell große oder kleine, viele oder wenige Entzündungsherde an den unterschiedlichsten Stellen. Auf Grund dessen sind die Beschwerden auch individuell so sehr unterschiedlich.

Was ist die „Blut-Hirn-Schranke"?

D ie Blut-Hirn-Schranke ist eine selektiv durchlässige Barriere zwischen dem Blutgefäßsystem und dem „Zentralen Nervensystem" durch die der Stoffaustausch kontrolliert wird. Diese „Schranke" soll das Gehirn vor giftigen Substanzen schützen. Der wesentliche Bestandteil dieser Schranke (oder Barriere) sind Endothelzellen, die die kapillaren Blutgefäße im Gehirn auskleiden. Die ist bei MS sehr wichtig.

Was ist eine Dissemination?

Lat. disseminare = aussäen - Ausbreitung.

I m Zusammenhang mit dem MRT bedeutet räumliche/ zeitliche Dissemination, dass MS-bedingte Läsionen an verschiedenen Stellen im ZNS (räumlich) und auch zeitlich aufeinanderfolgend als neue Läsionen erscheinen.

Was ist ein MRT?

K ernspintomographie
(= Magnetresonanztomographie, MRT)
Dies ist ein „bildgebendes Verfahren", mit dem sich
Organe und Gewebe sehr detailliert darstellen und auf etwaige Veränderungen hin beurteilen lassen. Die Methode macht sich den unterschiedlichen Wassergehalt der verschiedenen Gewebe zu Nutze. Es
wird zur Diagnose der MS verwendet, da durch die bildliche Darstellung von Läsionen im Gehirn der Zustand oder das Fortschreiten der
MS gesehen werden kann und wird deshalb auch verwendet, um den
Verlauf der Erkrankung zu verfolgen. Durch das MRT ist der Betroffene **keiner Strahlenbelastung** ausgesetzt.

Weitere Bezeichnungen für dieses diagnostische Verfahren:
- NMR = nuclear magnetic resonance (engl.)
- MRI = magnetic resonance imaging. Nucleus: (lat.) = Kern.

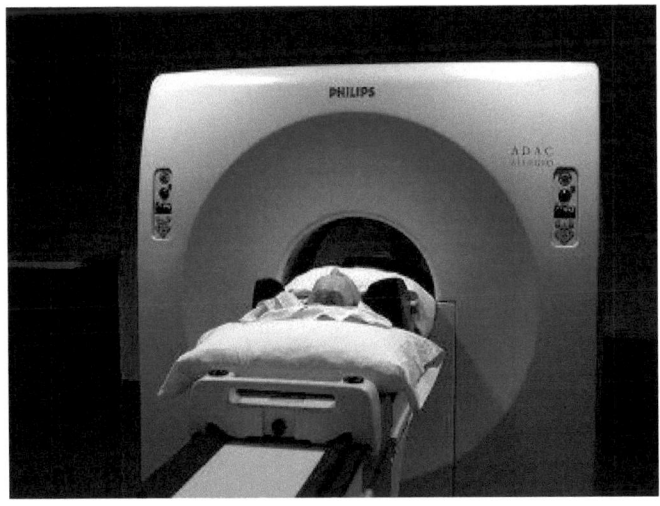

Was ist eine Kontrastmittelaufnahme?

D ies ist eine Anreicherung von Kontrastmittel im Gewebe und dient der besseren Darstellung von z. B. Schädigungen im Gehirn mittels MRT.

Die Pfeile zeigen auf die mit Kontrastmittel angereicherten Entzündungsherde.

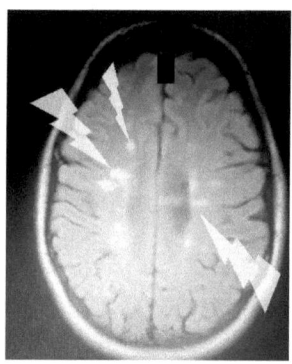

Was sind Läsionen (Herde, Plaques)?

Bei MS kommt es an ja unterschiedlichen Stellen des ZNS (im Gehirn und/oder im Rückenmark) zu Entzündungen, die häufig „Narben" hinterlassen. Diese sogenannten MS-Herde werden auch Läsionen (Plaques) genannt.

Durch diese Läsionen kann die Funktion der Nerven, die elektrischen Impulse weiterzuleiten, gestört werden. Das kann bedeuten, dass Nervenimpulse verzögert oder gar nicht weitergeleitet werden.

Was ist ein „Black Hole"?

Dies ist ein sogenanntes „Schwarzes Loch".

Nach einer Erklärung der DMSG:
(http://www.dmsg.de/multiple-sklerose-forum/index.php?w3pid=msforum&kategorie=foren&tnr=39&mnr=25131):

„Die sogenannten „schwarzen Löcher" stellen sich in einer T1-gewichteten Untersuchung (Hirnflüssigkeit dunkel) dunkel dar und sind in der Tat Bereiche mit einem größeren Anteil an Gewebezerfall (sowohl Nervenfaser, Myelinscheiden als auch Stützgewebe), als Herde die sich lediglich als helle Herde in der T2-gewichteten Aufnahme ohne ein Korrelat in einer T1-gewichteten Untersuchung darstellen. Eine Zunahme dieser Bereiche wird allgemein mit einer Zunahme von dauerhaften Schädigungen des Hirngewebes betrachtet. Es lassen sich aber derzeit keine verlässlichen Aussagen für den individuellen Bereich vornehmen, da die Variabilität für eine Prognoseabschätzung zu groß ist. Das Gleiche trifft für die Atrophie (Abnahme des Hirngewebes) zu. Eine Abnahme des Hirngewebes ist im Allgemeinen nicht „normal", sondern es gibt altersentsprechende Veränderungen. Bei manchen Patienten mit MS findet sich dieser Prozess deutlich beschleunigt.

Derzeit wird intensiv daran gearbeitet diese Prozesse, die wahrscheinlich die Behinderung besser abbilden als die „T2-Herde", auf klinische Aussagen zu überprüfen."

Was ist FATIGUE?

Fatigue zu beschrieben ist schwer – um dem annähernd gerecht zu werden, habe ich mittlerweile 2 Bücher zu diesem Thema gefüllt. ☺

Die gängigste Beschreibung ist Folgende:

Bei der Fatigue-Symptomatik handelt es sich um eine komplexe Störung, die sich in einem anhaltenden, meist ganzkörperlichen Gefühl physischer und/oder mentaler Erschöpfung äußert. Die Auswirkungen der Fatigue sind teilweise drastisch und führen im Alltagsleben zu massiven Einschränkungen (soziale Kontakte müssen oft auf ein Minimum reduziert werden).

Fatigue stellt eine **krankhafte** Ermüdung dar, die den MS`ler ganz extrem belasten kann. **Diese Art der Erschöpfung lässt sich durch normale Erholungsmechanismen nicht beheben.**

Auch Schlaf führt nicht zur Regeneration. Fatigue lässt sich nicht auf eine Ursache reduzieren - man spricht von einem multifaktoriellen oder auch multikausalen Geschehen.

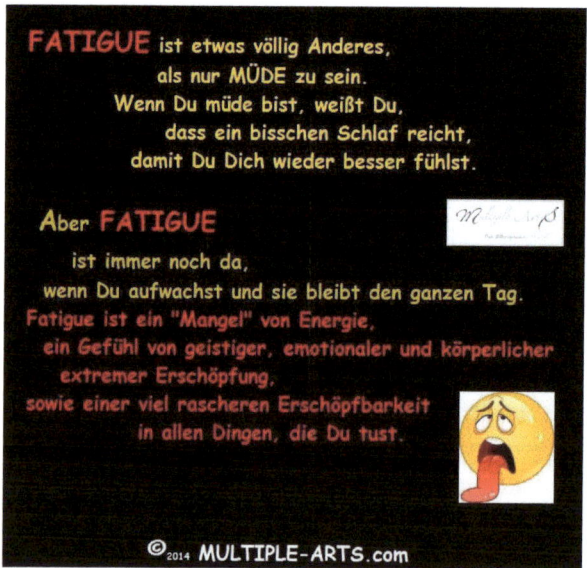

- MS-Fatigue: vorzeitige allgemeine physische und psychische Erschöpfung. Fatigue = Müdigkeit. (DMSG.de)
- Erschöpfung, bis zur Unfähigkeit aufzustehen (behindert körperliche Bewegung und deren Ausführung)
- MS-Symptome verstärken sich, Zittern, innerliche Unruhe
- extrem müde, ohne einschlafen zu können o. ständiges Schlafen
- Es fällt schwer, klar zu denken (auch verlangsamt), Gedanken zusammen zu halten, sich zu konzentrieren
- Motivationslos
- Behindert psychische und körperliche Belastbarkeit
- Extreme und schnelle Erschöpfung: Körperlich und psychisch
- Dabei auch Sprachschwierigkeiten
- Übelkeit
- Sehstörungen
- Schmerzen
- Depressionen (Traurigkeit, Verzweiflung)

✓ **_WICHTIG: Fatigue ist eine <u>unkontrollierbare</u> Erschöpfung, die <u>nicht</u> willentlich beherrscht werden kann!!!_**

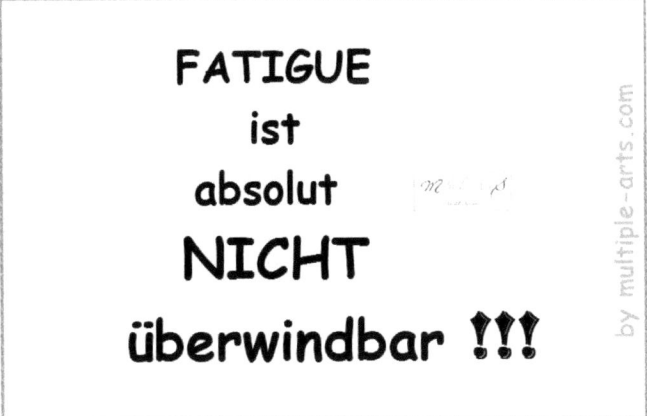

43

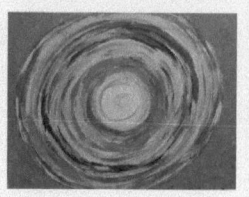

FATIGUE

Es ist nicht diese extreme Müdigkeit,
über die DU Dich nach einer
durchfeierten Nacht beschwerst.

**Es IST eine "knochendurchweichende"
SCHWÄCHE, die Dich daran zweifeln lässt,
ob du JEMALS wieder normal funktionieren wirst!**
*Dies kann über Stunden oder gar Tage anhalten und
dazu kommen noch viele andere unangenehme
Symptome, die Dich als Häufchen ELEND zurück
lassen.* **Kein Schlaf kann das wieder gut machen!**

**Fatigue ist zerstöreisch und körperlich und
psychisch enorm belastend!**

©2014MULTIPLE-ARTS.com

YouTube: „Was ist Fatigue?"
https://www.youtube.com/edit?o=U&video_id=_0bC9lU87Ck

Und noch eine Erklärung auf YouTube:
https://www.youtube.com/edit?o=U&video_id=dD29IUkh8LA

Grenzenlose Erschöpfung / Fatigue

Fatigue ist zwar als „Erschöpfung" definiert, aber diese grenzenlose Erschöpfung, die man fühlt, ist einfach weit mehr als nur „erschöpft sein".

Hier ist eine Begriffserklärung für „allgemeine Erschöpfung":

„Als Erschöpfung wird allgemein ein Zustand verminderter körperlicher oder geistiger Leistungsfähigkeit bezeichnet, der durch das unangenehme Gefühl von Schwäche, Müdigkeit und Antriebslosigkeit und oftmals auch durch weitere Symptome wie Kopf- und Muskelschmerzen, erhöhte Reizbarkeit oder Konzentrationsstörungen begleitet wird.

Als konkrete Erschöpfungsindikatoren gelten auch Magen-Darm-Beschwerden, Atemnot, Schwindel sowie der Verlust von privaten wie beruflichen Interessen. Dabei können die Beschwerden von unterschiedlicher Dauer sein. Sie können allgemein und nichtspezifisch auftreten oder auch nur bei bestimmten Bedingungen.

Die Erschöpfung kann als Krankheitssymptom auftreten, aber auch im Vorfeld möglicher Erkrankungen als ernst zu nehmendes Alarmsignal. Ein Zustand totaler Erschöpfung wird insbesondere im beruflichen Bereich zunehmend als Burn-out-Symptom bezeichnet. Die Leistungsminderung durch Erschöpfung ist durch Erholung umkehrbar, sofern die Ursache in einer vorausgegangenen Beanspruchung liegt." (http://symptomat.de/Erschöpfung)

Wenn man diese Erklärung liest und es auf Fatigue überträgt, vergleicht und gleichsetzt, wird klar, wie weitfassend so ein Zustand sein kann. **Bei der MS-Fatigue kommen immer noch die MS-Symptome erschwerend HINZU!**

Das ist der große Unterschied (der es auch ausmacht) zu einer „normalen" Erschöpfung, denn wenn zu all diesen Erschöpfungs-Symptomen noch Sehstörungen, taube und bleischwere Gliedmaßen hinzukommen, **ist das Ausmaß deutlich schwerwiegender.**

Erschöpfung kann auch ein Signal sein, nämlich in dem Sinne, dass uns unser Körper die rote Karte zeigt!

Wenn ich eine solche Erschöpfung spüre, die sich bei MS dann ja gerne als Fatigue äußert, weiß ich manchmal sogar, warum dies gerade so ist: vermutlich hatte ich zu viel Stress oder zu viel Anstrengung und nun signalisiert mir also mein Körper, dass ich dringend Ruhe brauche. Oft braucht es nicht nur körperliche Ruhe, wie Hinlegen und Ausruhen, sondern es benötigt auch eine mentale Ruhe in Form von „Reize abschalten", Stille, sowie äußerliche Ruhe.

Der Körper befindet sich unter Stress oder Druck in einer permanenten Alarmbereitschaft und dies kann auf Dauer krank machen.

(Mit oder ohne MS). Denn unter Stress schüttet der Körper ständig Stresshormone aus und stellt somit leider die Körperfunktionen, die eigentlich zur Beruhigung beitragen, weitgehendst ein. Wenn dies ein Dauerzustand bleibt, nimmt dieses „unter Strom Stehen" dem Körper natürlich Kraft und Energie und damit bleiben Antrieb, Konzentration und Leistungsfähigkeit auf der Strecke. Das heißt also für uns: theoretisch sollten wir schon bei den ersten Anzeichen einer Erschöpfung entsprechende Gegenmaßnahmen ergreifen.

✓ **Allerdings ist es bei Fatigue auch charakteristisch, dass sie ebenso völlig OHNE Grund auftreten kann – aus heiterem Himmel sozusagen.**

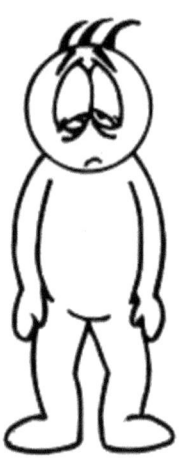
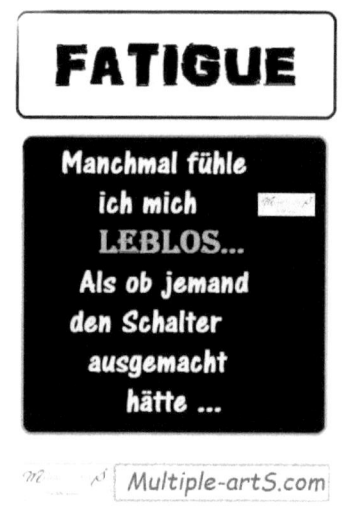

YouTube / Fatigue:
https://www.youtube.com/edit?o=U&video_id=Y6cFOTgOOsg

Wenn man DAUERHAFT (!!!!)
ERSCHÖPFT ist,
GRENZENLOS erschöpft ist

FATIGUE

und sich darauf noch
Fatigue-Attacken setzen:
wie bitte soll man dann
ein halbwegs normales Leben führen können???

Gar nicht, denn man ist grenzenlos ausgebremst,
man ist grenzenlos so müde und erschöpft, dass man
manchmal nicht mal mehr „papp" sagen, geschweige denn
DENKEN kann - Das kann dann so belastend, grenzenlos
erschöpfend sein, dass man schon beim Gedanken an
weitere Unternehmungen grenzenlos erschöpft ist…

©2014 MULTIPLE-ARTS.com

FATIGUE

Viele Fatigue`ler schämen sich, dass sie nicht mehr so leistungsfähig
wie ein gleichaltriger Gesunder, wie ihr Partner oder Freund sind.
Es ist ihnen unangenehm und peinlich. Es gehört ein gutes Selbst-
wertgefühl dazu, sich hierbei nicht selbst abzuwerten, sondern sich
anzunehmen, wie man ist. Das wiederum bedarf vieler Übung und dem
unermüdlich Zuspruch der Angehörigen. Vor allem müssen die
Betroffenen spüren, wirklich tief verwurzelt spüren, dass der Angehörige ihnen glaubt, den Zustand entsprechend ernst nimmt und weder
das Symptom noch den Betroffenen **bewertet**.

Dieses **WERTFREIE Miteinander**
ist Heilung der besonderen Art
und so nötig für die gepeinigte Fatigue-Seele.©2016 Heike Führ

Multiple-artS.com Aus meinem Buch"GRENZENLOSE Erschöpfung /Fatigue"

47

Was ist das Uhthoff-Phänomen?

Es wurde „1890 von Wilhelm Uhthoff, einem deutschen Augenarzt, als temporäre Verschlimmerung der Symptomatik bei Patienten mit einer Optikusneuritis beschrieben, als diese sich körperlich anstrengten. Weitere Forschungen zeigten auch eine Verschlechterung bei verstärkter Hitzeeinwirkung.

Das Uhthoff-Phänomen kann bei allen Erkrankungen auftreten, die mit beschädigten Markscheiden der Nervenfasern einhergehen, wie zum Beispiel MS.

Als Uhthoff-Phänomen im weiteren Sinne wird auch die „vorübergehende Verschlechterung neurologischer MS-Symptome bei einer Erhöhung der Körpertemperatur (z. B. bei Fieber, heißen Bädern oder in der Sauna) bezeichnet. Betroffen sind mehr als 80 % der an MS Erkrankten. Als Ursache wird auch hier eine temperaturbedingte Verschlechterung der Leitfähigkeit demyelinisierter Axone angenommen.

Weil es von einem Erkrankungsschub abgegrenzt werden muss, bleibt das Uhthoff-Phänomen auch heute klinisch bedeutsam. Eine Verschlechterung des Zustandes von MS-Patienten aufgrund von Hitze oder Anstrengung wird auch als Pseudo-Schub bezeichnet.“
(https://de.wikipedia.org/wiki/Uhthoff-Phänomen) Stand August 2017

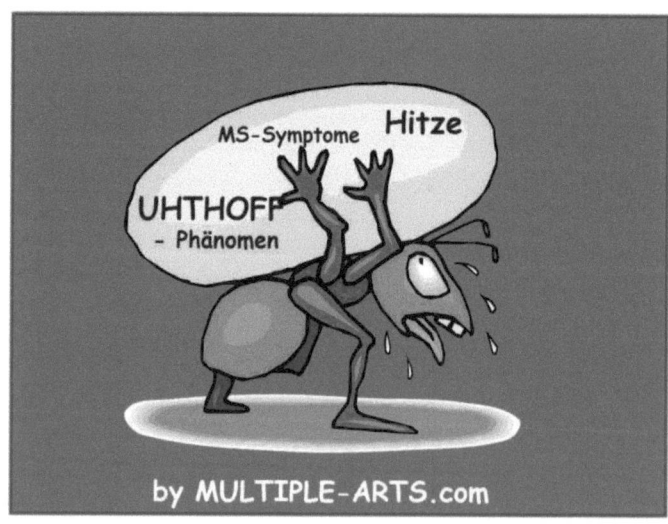

Zusammenfassung:

- Hohe Temperaturen beeinflussen die MS-Symptomatik: Uhthoff-Phänomen
- Viele MS`ler fürchten die große Hitze im Sommer und das zu Recht.
- Die MS`ler, die Wärme schlecht ertragen können, sind aber nicht zwangsläufig die, die den Winter lieben - und umgekehrt.

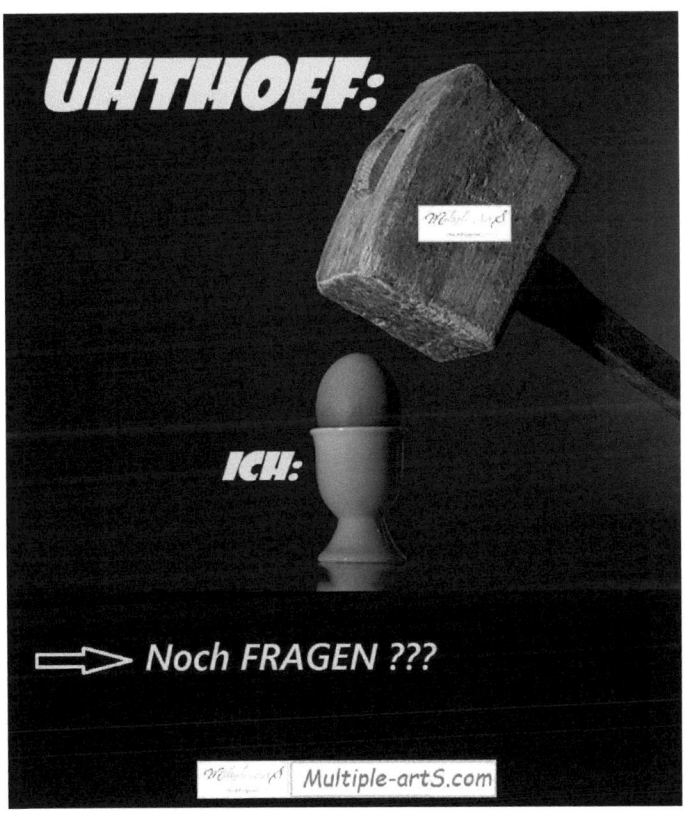

YouTube / Uhthoff-Phänomen:
https://www.youtube.com/edit?o=U&video_id=T1A-lPmjA2c

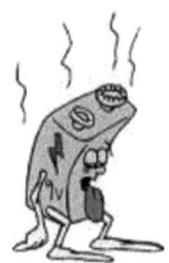

Die Batterie ist leer ...

Nichts geht mehr...

UHTHOFF und Fatigue

sind KEINE Einbildung,
sondern ein ernstzunehmendes
Symptom bei MS und HITZE!

by multiple-arts.com

Bildquelle:unbekannt

Tageszeitung / Kleinanzeigen:

VERKAUFE (oder tausche): oder verschenke ;-)

vernarbtes Gehirn,

allerdings äußerst sorgsam geführt und stets gut behandelt.
Es weist aber trotz guter Pflege eindeutige Gebrauchsspuren
auf und leichte bis mittelschwere Schäden könnten spürbar
sein. Einige Defekte und mittelschwere Ausfälle sind nicht
auszuschließen.
Die MS hat sichtbare Spuren hinterlassen,
aber „ansonsten" ist es gut in Takt und reich an Erfahrung.
Preis: VHB (ggflls. schenke ich es Ihnen auch)
PS: greifen Sie zu, denn ist ist ein Gehirn der besonderen
Art, denn EINES kann es ganz außergewöhnlich gut:
KÄMPFEN !!!

by MULTIPLE-ARTS.com

50

Was hat es mit dem SCHWINDEL bei MS auf sich?

Das Gefühl von Schwindel (lateinisch vertigo) kennt fast jeder. Schwindel ist eine Störung des Gleichgewichts.

Das Empfinden eines Drehgefühls oder Schwankens, oder das Gefühl der drohenden Bewusstlosigkeit ist eine wahrgenommene Scheinbewegung zwischen sich und der Umwelt. Man unterscheidet u.a. Dreh- und Schwank-, Lift-, Bewegungs- und unsystematischen Schwindel. Außerdem werden Symptome einer Kreislaufschwäche oftmals „Schwindel" genannt.

Allerdings irritieren Reize, die wie drehende Körperbewegungen wahrgenommen werden, den Gleichgewichtssinn nur kurzfristig. Dagegen führen diverse gesundheitliche Störungen, wie zum Beispiel MS, zu wiederkehrenden Schwindelattacken.

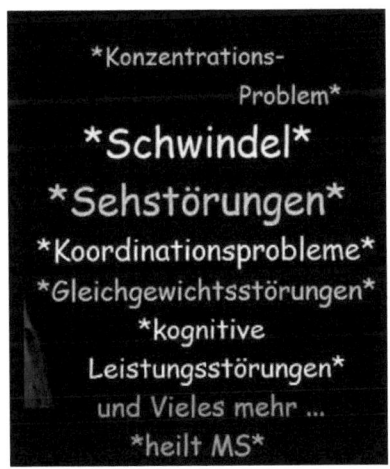

Wie alle Symptome der MS hat auch das Symptom SCHWINDEL viele Gesichter und jeder Betroffene erlebt ihn unterschiedlich. Manche MS'ler empfinden nur ab und zu ein vorübergehendes Schwindelgefühl, andere erleben eine Art „Dauerschwindel" - alle haben aber eines gemeinsam: Es ist ein unangenehmes nicht sichtbares Symptom und vor allem eine stark beeinträchtigende Symptomatik.

Denn Vieles kann man mit Schwindel gar nicht mehr ausüben: Autofahren, Fahrradfahren und mancher Beruf ist mit Schwindel undenkbar und sehr gefährlich. Und nicht selten ist während der Schwindelattacken sogar das Gehen und Stehen unmöglich.

Eine harmlose Befindlichkeits-Störung ist Schwindel demnach nicht, denn die Attacken belasten die Betroffenen meist sehr stark.

Wer unter wiederkehrenden Schwindelattacken zu leiden hat, kennt vielleicht sogar die panische Angst, die zu Beginn eines solchen Anfalls emporkriecht.

Schwindel ist vielfältig und betrifft zwar unmittelbar das Gleichgewichts-System (oder wird durch eine Fehlleitung davon ausgelöst), aber auch Sehstörungen bis hin zur Unfähigkeit, sich von der Stelle zu rühren, gehören dazu.

Oft machen sich die Störungen erst einmal nur als Ungeschicklichkeit der Arme und Beine bemerkbar. Allerdings kann es auch zu Schwierigkeiten in der Feinmotorik kommen. Ebenfalls kann unwillkürliches Zittern aller Gliedmaßen den Alltag zusätzlich erschweren.

Zusammenfassend kann man sagen, dass Schwindel oft als eine Vielzahl von Symptomen bezeichnet werden kann, darunter zum Beispiel Doppelbilder oder Kopfschmerzen, Koordinationsstörungen und auch Ohnmachtsgefühle und allgemeine Schwankungen.

Außerdem geht das Schwindelgefühl sehr oft auch mit Übelkeit einher.

✓ **Die psychische Komponente, dass man als MS`ler mal „wieder" nicht voll leistungsfähig ist, darf sowieso nicht übersehen werden.**

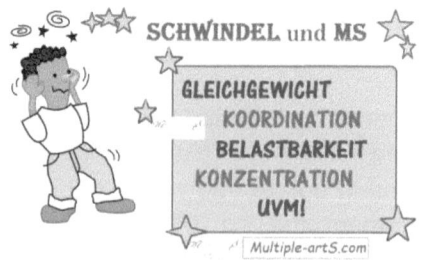

Was genau sind Sehstörungen?

Auch während des Krankheitsverlaufes machen sich bei vielen MS`lern Sehstörungen bemerkbar. Die Sehfähigkeit kann auf verschiedene Weise beeinträchtigt werden. Einerseits kann der Sehnerv selbst entzündet sein, aber es können auch Schwachstellen in den Nerven der Sehmuskulatur als Ursache für Sehstörungen bei MS möglich sein.

Ein typisches Anzeichen sind Doppelbilder und das Sehen „verschwommener Bilder". Aber auch Lichtempfindlichkeit, ein eingeschränktes Gesichtsfeld (spezielle Untersuchung beim Augenarzt), Schmerzen bei den Augenbewegungen, sowie reduziertes Farbempfinden sind einige der ersten Anzeichen.

Vorübergehend können diese Symptome auch durch heiße Bäder, sportliche Betätigungen und Fieber auftreten oder sich verschlechtern. (Uhthoff-Phänomen). Bei anhaltenden Problemen gilt, wie bei allen Symptomen, sich unbedingt an einen Arzt zu wenden.

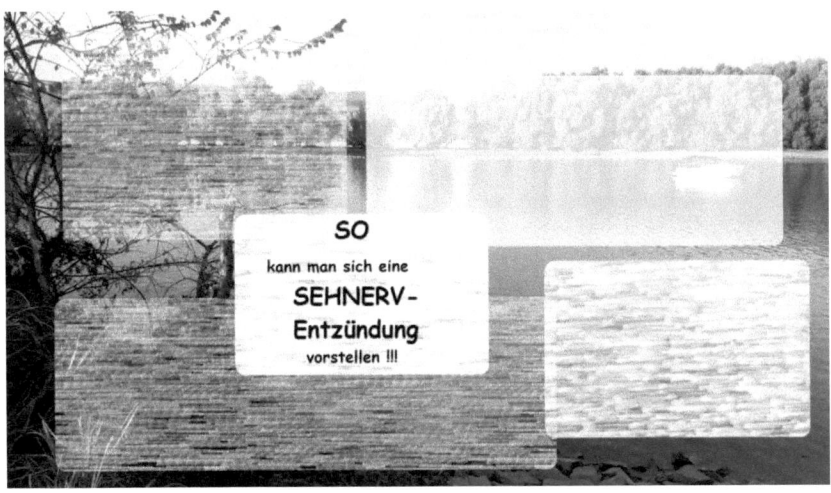

SO kann man sich eine SEHNERV-Entzündung vorstellen !!!

Dies alles sind ebenfalls UNSICHTBARE Symptome, aber sehr stark beeinträchtigend. Auch eine Erblindung eines Auges ist in schweren Fällen möglich – dies sieht niemand, aber der Betroffene spürt es mehr als deutlich: er sieht nämlich nichts mehr.

Auch bleiben eventuell Schäden, wie Punkte oder Flecken im Sichtfeld zurück, die dann womöglich noch bei jeder Bewegung „mitschwimmen".

Filme auf einer übergroßen Leinwand (z. B. Kino) können einen MS`ler, der mit seinen Augen Probleme hat, vor ein großes Problem stellen. Es kann möglich sein, dass er den Raum verlassen muss, da die vielen Bilder/Sequenzen, das Licht und der Lichteinfall, sowie das schnelle Wechseln der Szenen das Auge dermaßen überfordern, dass sämtliche Bereiche der MS angetriggert werden und sich aufs Übelste in solch einem Moment äußern.

Dies kann das Gleichgewichtssystem betreffen oder bis hin zu einer Fatigue und Übelkeit führen. Oder man kann dem Geschehen auch in einem normalen Gesprächsverlauf mit seinem Gegenüber nicht mehr folgen, weil die Augen zittern und nicht mehr fixieren können.

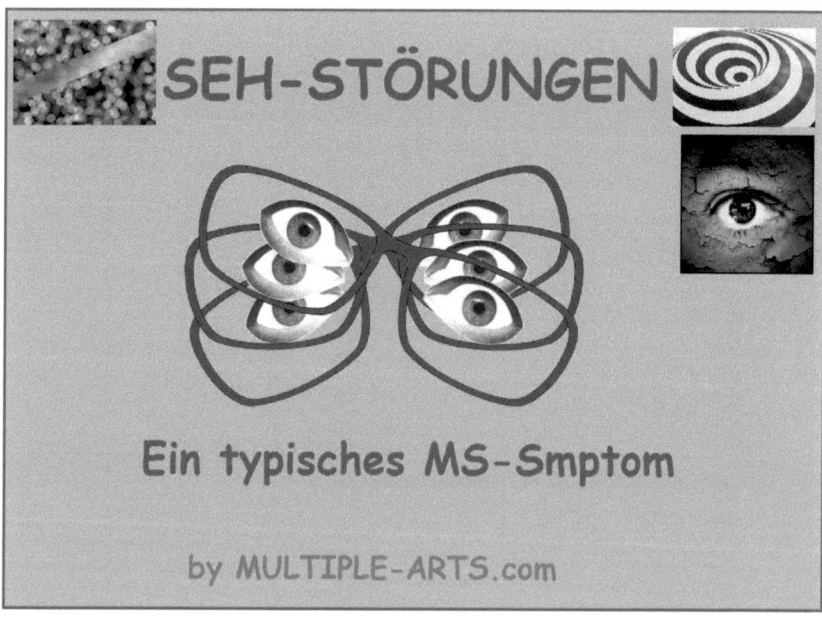

SEH-STÖRUNGEN

Ein typisches MS-Smptom

by MULTIPLE-ARTS.com

Häufig wird auch eine **Untersuchung des Gesichtsfeldes** gemacht, um eine SNE auszuschließen oder anzunehmen:

Gesichtsfeld-Untersuchung: (Perimetrie)
Computergesteuerte oder manuelle Untersuchung zur Ermittlung des Raumes, der optischen Wahrnehmung, während ein Auge geradeaus einen festen Punkt fixiert. Bei der Untersuchung des Gesichtsfeldes blickt der Patient geradeaus in eine beleuchtete Halbkugel, oder auf einen Monitor, während auf die Kugel-Innenwand oder auf den Bildschirm Leuchtpunkte unterschiedlicher Größe und Helligkeit projiziert werden.

Werden Prüfmarken nicht wahrgenommen, so besteht an dieser Stelle ein sogenannter **Gesichtsfeldausfall.** Es wird jedes Auge einzeln geprüft. Aus den Befunden lassen sich Diagnosen erheben (z. B. bei Erkrankungen des ZNS) oder der Fortschritt einer Glaukomerkrankung beurteilen.

Gesichtsfeldausfall: Bereich, in dem dargebotene Lichtreize bei der Gesichtsfelduntersuchung nicht wahrgenommen werden.

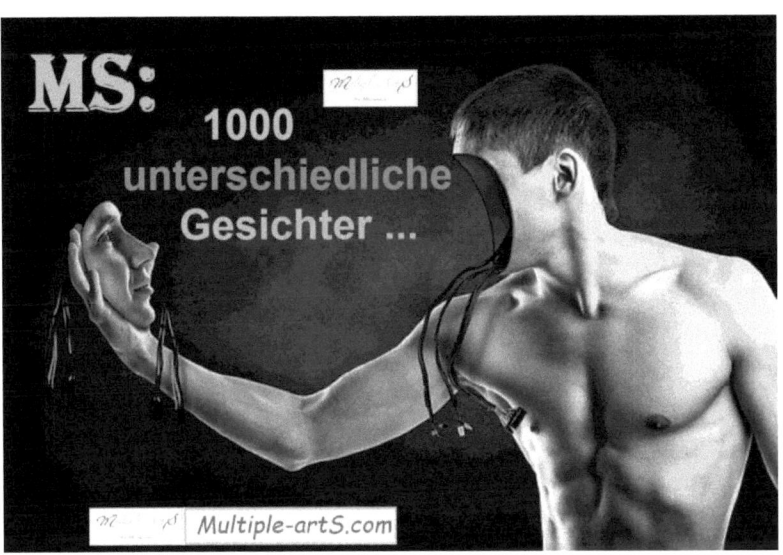

Kann man bei MS auch Depressionen bekommen?

Eines der häufigsten Symptome der MS ist die Depression. Jeder zweite Betroffene erlebt im Laufe seiner MS-Erkrankung eine depressive Verstimmung. Eine Depression kann durch die Krankheitsmechanismen der MS selbst hervorgerufen (organische Depression) oder durch Schwierigkeiten bei der Krankheitsbewältigung sowie im Umfeld des Betroffenen ausgelöst werden (reaktive Depression).

- **Reaktive** Depression: Belastungen einer chronischen Erkrankung (vor allem, wenn sie sich voraussichtlich eher verschlechtern und bleibende Behinderungen mit sich bringen) – diese lösen oftmals eine Depression aus. (Auch: Erschöpfungs-Depression).

- **Organische** Depression: Die MS ruft mitunter selbst Depressionen hervor, denn bei dieser „dualen Erkrankung" werden Myelin und Nervenfasern im Gehirn durch entzündliche Prozesse geschädigt, langfristig abgebaut und hinterlassen oft bleibende Beeinträchtigungen. Eine Schädigung der Bereiche des Gehirns, von denen die Emotionen gesteuert oder beeinflusst werden, kann eine Vielfalt von psychischen Symptomen sowie auch Depressionen zur Folge haben.

Des Weiteren können Depressionen als Nebenwirkung verschiedener Medikamente (beispielsweise Kortison) auftreten.

Erste Anzeichen können sein:

- Wenn man sich häufig traurig und niedergeschlagen fühlt, abgeschlagen ist und an nichts mehr Freude findet
- Appetit- und Gewichtsverlust - oder Zunahme

- Energieverlust und Konzentrationsschwierigkeiten
- Mangelndes Interesse im Alltag und an Hobbys (Antriebs – und Motivationslosigkeit)
- Schlafstörungen - sowohl Schlaflosigkeit (Ein - und Durchschlafprobleme), als auch überhöhtes Schlafbedürfnis
- Rückzug aus dem sozialen Umfeld
- Erhöhte Emotionalität
- Übertriebene Schuldgefühle und Selbstvorwürfe, oder mangelndes Selbstbewusstsein

FATIGUE oder DEPRESSION ???

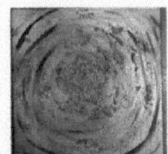

Es ist häufig beobachtet worden, dass einerseits Fatigue bei den Patienten mit depressiver Stimmungslage häufiger und intensiver auftritt, **dass aber andererseits Fatigue eine Depression auch auslösen und verstärken kann.** (Quelle: Deutsche Krebshilfe).

Eine klare Unterscheidung zwischen Fatigue und Depression wird vermutlich nicht immer vollständig gelingen, aber ein paar Anhalts-punkte könnten wichtige Hinweise in die eine oder andere Richtung geben.

- Gab es in Ihrem Leben schon früher Episoden einer depressiven Verstimmung?
- Leiden sie erst seit Ihrer (Krebs) Erkrankung an dieser Art von Müdigkeit?
- Ging dieser Müdigkeit eine depressive Verstimmung voraus?
- Denken Sie häufig ans Sterben?
- Haben Sie die Lebenslust verloren oder wollen Sie, KÖNNEN aber nicht? (Quelle: Deutsche Krebshilfe)

Sollte sich bei den Antworten zu diesen Fragen zeigen, dass Sie innerlich besonders wenig MOTIVIERT und auch antriebslos sind und dass Sie dabei eine starke Tendenz zur „Selbstentwertung" haben, dann würde dies dafür sprechen, dass Ihre Erschöpfung Ausdruck einer **Depression** sein könnte.

Empfinden Sie allerdings Ihre Erschöpfung, Schwäche, Kraftlosigkeit und Müdigkeit mehr körperlich, geistig und gefühlsmäßig, deutet diese eher auf eine **Fatigue** hin.

Auszug aus meinem Buch
"Akzeptanz und Bewältigung
chronischer Krankheiten und
Depressionen"

©2014 MULTIPLE-ARTS.com

Starke Depressionen werden von den Betroffenen oft als noch quälender empfunden, als manch körperliche MS-Symptome, denn sie stellen auf einer anderen Ebene einen erheblichen Verlust der Lebensqualität dar. Es gibt immerhin gute Möglichkeiten eine Depression zu behandeln. Wichtig ist, sich einem Arzt zu offenbaren und Hilfe anzunehmen.

Gibt es die Herbstdepression?

D ie Herbstdepression kann natürlich jeden Menschen treffen und nicht nur einen MS`ler. Trotzdem kann man in den MS-Foren beobachten, dass MS`ler schneller davon betroffen sind….

Fragen, die man sich selbst stellen kann:

- Können Sie sich noch freuen?
- Neigen Sie in letzter Zeit vermehrt zum Grübeln?
- Plagt Sie das Gefühl, Ihr Leben sei sinnlos geworden?
- Fällt es Ihnen schwer, Entscheidungen zu treffen?
- Fühlen Sie sich müde, schwunglos?
- Haben Sie noch Interesse an irgendetwas?
- Haben Sie Schlafstörungen?
- Haben Sie wenig Appetit, haben Sie Gewicht verloren? (oder zugenommen)
- Haben Sie Schwierigkeiten in sexueller Hinsicht?
- Spüren Sie irgendwelche Schmerzen, einen Druck auf der Brust?

Mein ausführliches YouTube-Video dazu:
https://www.youtube.com/edit?o=U&video_id=X_nvZJNsslY

Was hat es mit den Stimmungsschwankungen bei MS auf sich?

MS und „Stimmungsschwankungen sind ein nicht so bekanntes Thema, aber es gibt einen Zusammenhang.

Stimmungsschwankungen sind real und wir haben sie mehr als wir zugeben möchten.

MS`ler können plötzlich in lautes Gelächter ausbrechen – ohne aufhören zu können und genauso können wir ohne Grund in Tränen ausbrechen, als wenn uns jemand etwas Trauriges erzählen würde.

Wir sind viel schneller ängstlich oder frustriert und all das kann so schnell wechseln, dass es uns selbst fremd erscheint und wir uns in unserer Haut nicht wohlfühlen. Wir leben sozusagen in einer emotionalen Welt, die wir manchmal selbst nicht verstehen.

Dies ist auch eines der Symptome bei MS!

Unkontrollierte Gefühlsausbrüche bei MS:

Auch das gehört zur MS:

"Pseudobulbäre Affektstörung"
‼‼

Die pseudobulbäre Affektstörung

gehört mit zu den störendsten Symptomen der MS.

Rund 10 Prozent aller MS-Patienten leiden an einer

so genannten pseudobulbären Affektstörung (kurz PBA).

Darunter versteht man ein pathologisches,

also der jeweiligen Situation unangemessenes

und unkontrollierbares Lachen und Weinen.

©2014 MULTIPLE-ARTS.com

Was ist Alexithymie bei MS?

Gefühlsblindheit

Alexithymie ist eine „nicht angemessene" Reaktion auf belastende Ereignisse, oder auf das Verhalten seines Gegenübers, sowie eine unangemessene Eigenwahrnehmung.

Das Komplexe daran ist, dass dies der Betroffene selbst oft gar nicht wahrnimmt, da er ohnehin Probleme mit der „Wahrnehmung" hat. Dieses schwierige Wort ist für Betroffene nicht nur ein Wort, sondern bedeutet ein ebenso schwieriges GEFÜHLSLEBEN.

Leider gibt es dieses Problem immer mal wieder bei MS. Und leider stellen viele Ärzte den Zusammenhang zwischen dieser „Störung" und einer vorliegenden MS nicht her, weil es noch zu selten fachlich thematisiert wird.

Deshalb gibt es unterschiedliche Auffassungen und Interpretationen dieses Wortes, aber klar ist, dass es sich um eine **Gefühlsblindheit** handelt. (Diese benennt die Unfähigkeit einer Person, die eigenen Gefühle adäquat wahrzunehmen und sie in Worten zu beschreiben).

Ebenso können Betroffene oft nicht die Gefühle ihres Gegenübers richtig wahrnehmen und auch deren Körpersprache nicht deuten. Auch Mimik und Verhalten der anderen Person werden dann nicht sinngemäß „übersetzt" und gedeutet. So können zahlreiche Missverständnisse entstehen und in einem Beziehungsgeflecht zu Zerwürfnissen führen.

Zum Glück ist es zwar ein nicht so häufiges Symptom bei MS, aber diese Unfähigkeit, Stimmungen oder Gefühle bei sich selbst (und seinem Gegenüber) zu erkennen und auszudrücken, kann unter Umständen ein Symptom der MS sein.

So zeigen Studien, dass Personen mit geringer emotionaler Intelligenz zum Beispiel deutliche Hinweise, wie Übelkeit und Herzklopfen bei Angst, nicht als solche erkennen können.

Allerdings trifft es intelligente Menschen genauso wie kognitiv weniger Intelligente.

Ein typisches Beispiel ist, dass Betroffene andere Menschen, denen sie zum ersten Mal begegnen, schlecht einschätzen können. Dies kann soweit führen, dass Derjenige gar nach mehrmaligen Kontakten noch ein völlig falsches/verzerrtes Bild von dieser Person hat und sich dann wundert, warum Andere, z.B. Freunde, anders reagieren, oder ihn gar vor dieser Person warnen.

Meistens behaupten diese Betroffenen dann von sich auch gerne, sie seien „halt wertfrei und vorurteilsfrei", aber sie bemerken einfach nicht, dass sie momentan über keine ausreichende emotionale Intelligenz verfügen. Dieses Verhalten hat meist Wurzeln in der Kindheit.

Wichtig ist für jeden, der davon betroffen ist, dass sich niemand schämen muss!

Gefühlsblindheit bei MS ist ein Symptom wie Schmerzen oder Zittern.

Aber man muss sich Folgendes klar machen: Wer sich selbst nicht adäquat wahrnehmen kann und somit auch nicht seine eigenen Emotionen begreifen, deuten und widergeben kann, wie es ein Gesunder könnte, hat in Folge natürlich dann auch Probleme, die Verhaltensweisen des Anderen zu deuten. Es besteht sozusagen keine angemessene Balance.

Ein typisches Merkmal ist beispielsweise, wenn man schon mehrfach auf Jemanden „hereingefallen" ist, sich für ihn aufgeopfert hat und dann feststellen muss, dass ihn Andere schon lange und längst vor dieser Person gewarnt hatten.

Von daher versteht es sich von selbst, dass Betroffene und deren Partner, Freunde, oder Bezugs- und Hilfspersonen ein gutes Verhältnis untereinander haben sollten, um dem Patient eine bestmögliche Lebensqualität zu sichern.

Aber das ist nicht leicht, denn wer möchte sich - bei normaler kognitiver Intelligenz - eingestehen, dass man nur über eine holprige emotionale Intelligenz verfügt.

Das hat zwar nichts mit der tatsächlichen kognitiven Intelligenz zu tun und qualifiziert Sie nicht ab, aber genauso, wie man ein Antidepressivum nimmt, oder zu Neurologen/Urologen usw. geht, oder auch zu Psychotherapeuten, so verhält es sich mit dieser Störung: sie muss wahrgenommen und „behandelt" werden, auch wenn die Behandlung äußerst schwierig ist.

Gut ist es, wenn man liebevolle Menschen um sich herum hat, denn dann hat man eine große Chance durch kontinuierliches liebevolles Feedback sich selbst sein Defizit bewusst zu machen und sich therapeutische Hilfe zu holen. Erster fachlicher Ansprechpartner wäre der Hausarzt oder Neurologe.

Seiner eigenen Wahrnehmung nicht trauen zu können ist schrecklich und auch für Außenstehende, die dies bei dem Betroffenen beobachten, erst einmal fremd.

Wenn Sie nun so eine Störung bei sich oder Ihrem Angehörigen vermuten, dann beobachten Sie sich (oder den Angehörigen), reden Sie mit Freunden und betrachten Sie mal Ereignisse, die sich eventuell gehäuft haben – wie beispielsweise jemandem kennengelernt zu haben, sich sicher und geborgen gefühlt und dann doch enttäuscht oder ausgenutzt worden zu sein. Wenn diese Erlebnisse oft nach einem gleichen Muster ablaufen, dürfen Sie hellhörig werden.

Aber bitte schämen Sie sich nicht – niemand kann etwas für solche Symptome!

Bleiben Sie offen und fragen Sie eine vertraute Person, ob ihr so etwas bei Ihnen aufgefallen sei und wenn ja, dann liegt es ein klein wenig in Ihrer Hand mit einem Facharzt darüber zu reden.

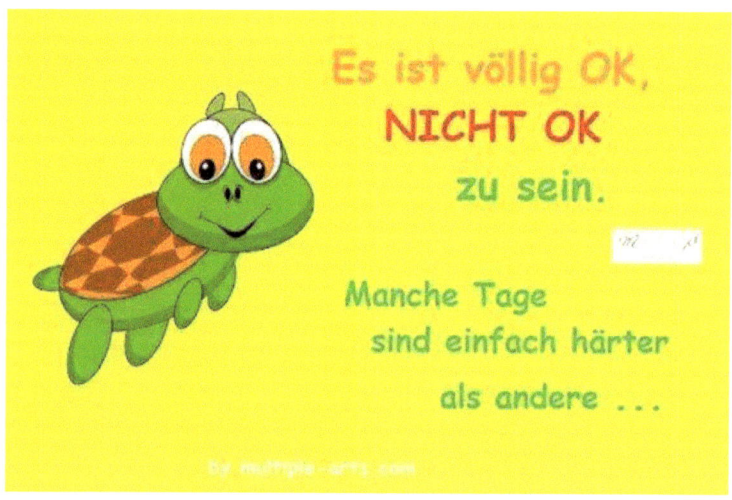

Ist man mit MS noch genauso belastbar?

Für mich kann ich ein klares NEIN sagen. Ich bin schon lange weder psychisch noch körperlich mehr so belastbar wie früher.

Körperlich habe ich viel an Kraft verloren, habe keine große Ausdauer mehr, kann nicht mehr so schwer heben oder lange laufen.

Psychisch geht es mir so, dass ich viel schneller ermüde und erschöpft bin, dass ich schneller „mit den Nerven am Ende" bin und auch nicht mehr so viel ertragen kann.

Zu Beginn einer MS tritt das allerdings eher selten auf, aber es ist möglich. Meistens nimmt die „geringere Belastbarkeit" im Laufe der MS -„Karriere" zu.

Mediziner streiten sich um dieses Phänomen bei MS – aber wenn man langjährig Erkrankte fragt, antworten sie fast alle, dass sie weniger belastbar geworden SIND! Ebenso oft hört man, dass es ein sehr störendes (und wieder unsichtbares) Symptom ist, da man es so schwer erklären kann. Schnell wird man in die „Psycho-Ecke" geschoben oder befremdlich angeschaut.

Ich habe lange und viel um dieses Thema recherchiert, da ich mir erklären wollte, was plötzlich mit mir los war. Früher war ich ein Tausend-Sassa, hatte „gute Nerven", konnte tausend Dinge auf einmal erledigen und nichts hat mich so schnell aus der Ruhe gebracht. Als Erzieherin in einer großen Kita war ich täglich enormem Stress, einer sehr hohen Geräuschkulisse und hohen Anforderungen ausgesetzt – das hat mir nie etwas ausgemacht. Ich konnte gleichzeitig mit einer Mutter reden, Kindern die Schuhe zubinden und einen Streit schlichten und einen Hinweis einer Kollegin entgegen nehmen. Heute ist allein der Gedanke daran so grausam, dass mir deutlich klar wir, DASS sich etwas verändert hat. Und wie so oft bin ich hauptsächlich im amerikanischen „Netz" fündig geworden und konnte mir endlich meine unliebsame Veränderung erklären. Erklären bedeutet „wahrnehmen" und im nächsten Schritt „annehmen" – nun kann ich relativ wertfrei auf dieses unschöne Symptom der MS schauen und muss mich nicht mehr schlecht fühlen.

Wie beruhigend! ☺

Deshalb möchte ich diese Erkenntnisse auch an Sie weitergeben.

Niedrigere Belastbarkeit:

- Körperlich (wie bereits erwähnt und alle typischen MS-Symptome)
- Psychisch: niedrigere Frustrationstoleranz
- Schnelleres „Nervenflattern", wie z. B. weinen
- Durchhaltevermögen
- Empfindlich gegenüber Lärm, Gerüchen, Licht, Wärme/Kälte
- Bei Telefonaten, Unterhaltungen, Lesen, Teilnahme an Feiern
- Im Haushalt und beim Einkaufen
- Beruflich

Dies führt unter anderem zu einer deutlich schnelleren REIZ-ÜBERFLUTUNG als bei Gesunden und hier können alle bekannten (alten) MS-Symptome hervorkommen und sich sehr unangenehm bemerkbar machen.

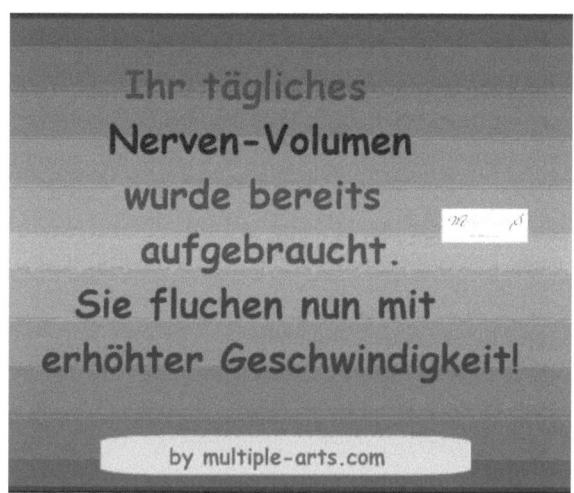

Mein ausführliches YouTube-Video dazu:
https://www.youtube.com/edit?o=U&video_id=Blik9je8T-Y

Kann man geistig lange
fit bleiben mit MS?

Je nachdem, wo die Läsionen (Entzündungsherde) sitzen, kann es zu Beeinträchtigungen der „kognitiven Leistungsfähigkeit" kommen und mit zunehmender MS scheint sich dieses Symptom zu verstärken.

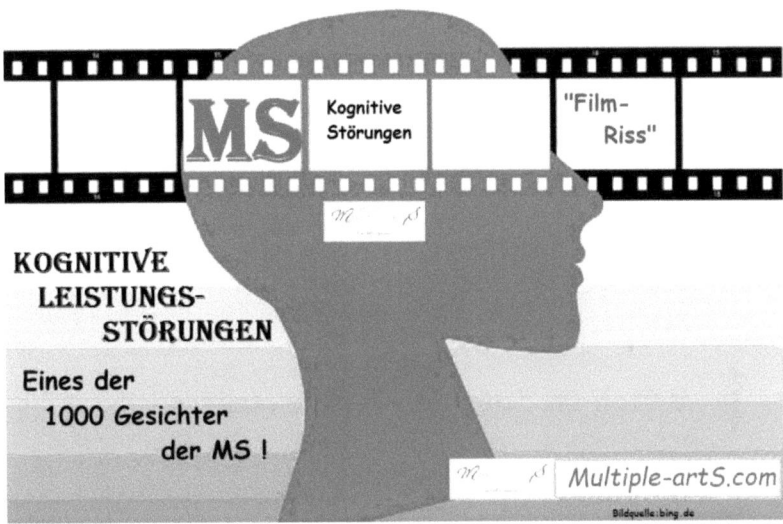

Was sind „kognitive Leistungsstörungen"?

Aufmerksamkeits- und Konzentrations-Störungen
(besonders bei Anforderungen und Stress, aber auch im Alltag):

> ➤ Informationen werden teilweise nur noch verlangsamt auf-genommen und verarbeitet. Bei vielen MS`lern besonders nachmittags oder bei Stress
> ➤ Wortfindungsstörungen
> ➤ Abruf bei „Bedarf" teilweise gestört
> ➤ Kurzzeitgedächtnis, sowie Langzeitgedächtnis oftmals schwer gestört
> ➤ Merkfähigkeit teilweise gestört
> ➤ Einen Text durchlesen kann schon eine Überforderung sein, man kann nicht alles aufnehmen
> ➤ Erinnerungsvermögen oft stark beeinträchtigt

KOGNITIVE LEISTUNGSSTÖRUNGEN BEI MS

- Mitten im Satz den Faden verlieren ...
- Schwierigkeiten mit dem
Lang - und Kurzzeit-Gedächtnis.
- Probleme, konzentriert ein Gespräch zu
verfolgen, insbesondere,
wenn Hintergrungeräusche da sind.
- Vergessen, was man sagen wollte ...
- Wortfindungsstörungen.
- allgemeine Vergesslichkeit ...
- Konzentrationsstörungen.
- UVM.!

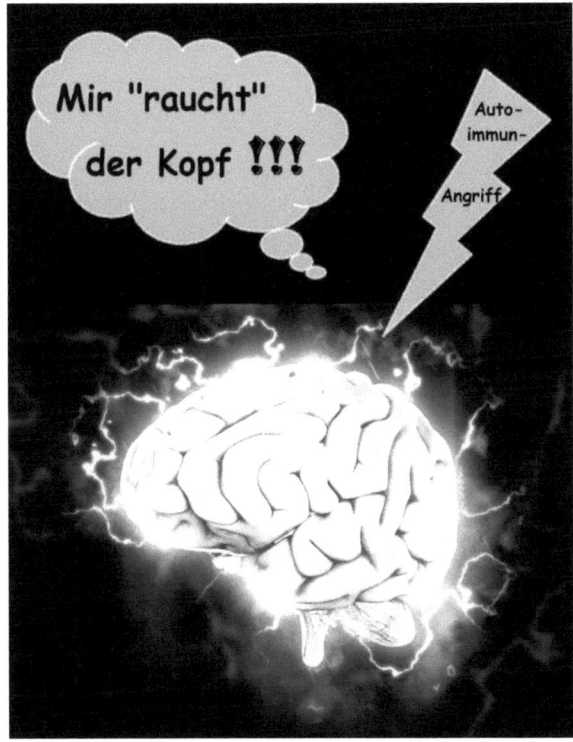

Kognition ist das Denken in einem umfassenden Sinne.

Zu den kognitiven Fähigkeiten eines Menschen zählen u. a.:

- Aufmerksamkeit / Konzentration
- Wahrnehmung
- Erinnerung
- Lernen
- Problemlösen
- Kreativität
- Planen
- Orientierung
- Der Wille
- Auch Emotionen haben einen wesentlichen kognitiven Anteil.

Und Spaß muss sein:

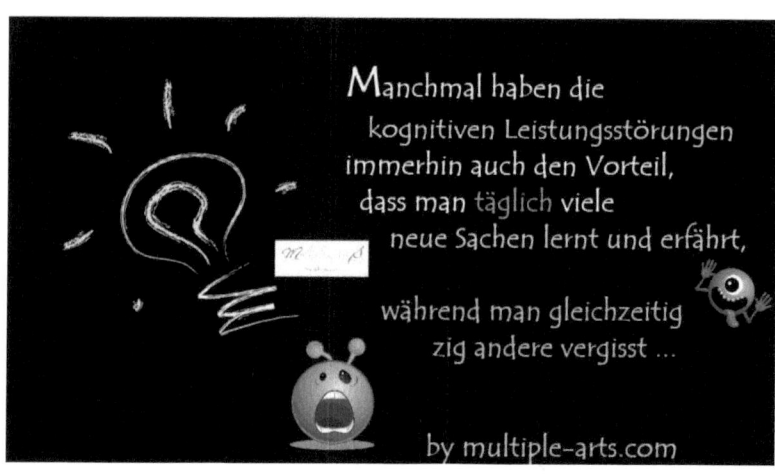

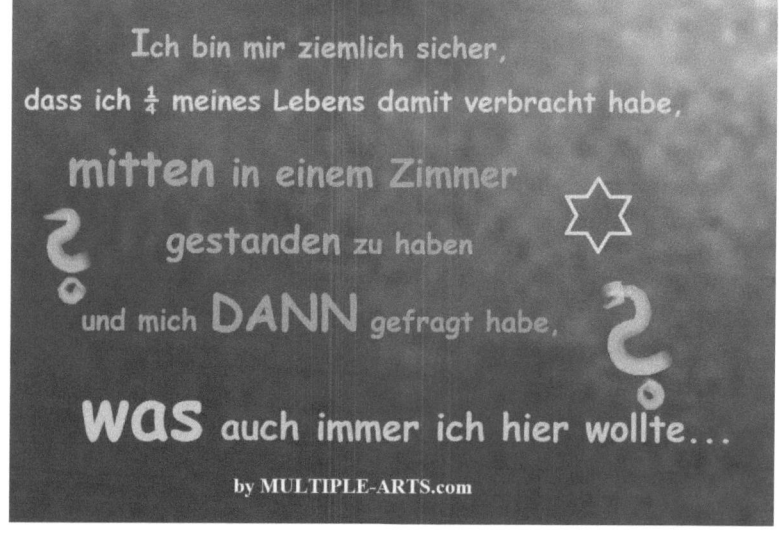

Hat man im Laufe der Jahre auch Blasen - und/oder Darmprobleme mit MS?
(Kontinenz Probleme)

Auch hier gilt: dieses Symptom trifft nicht jeden MS`ler und viele haben nie Probleme dieser Art, andere schon sehr früh.

Symptome sind:

➢ Teilweise unwillkürlicher Urinabgang
➢ Häufiger heftiger Blasendrang (sehr belastend im Beruf und auch sozialen Umfeld)
➢ Oft nur durch operative Eingriffe, Botox-Behandlungen und künstliche Ausgänge behandelbar (alles NICHT sichtbar, aber enorm belastend)
➢ Restharnbildung - dadurch häufigere Harnwegsinfekte

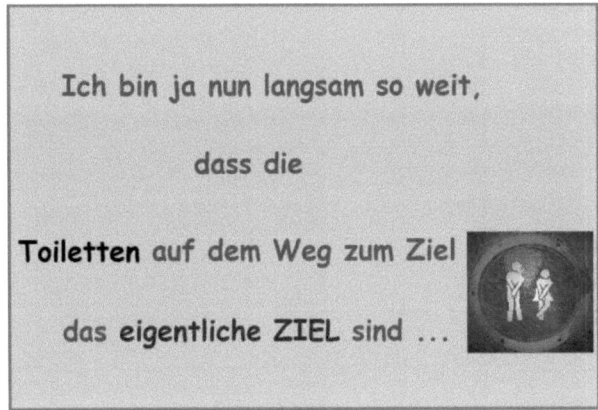

Ich bin ja nun langsam so weit,

dass die

Toiletten auf dem Weg zum Ziel

das **eigentliche ZIEL** sind ...

Hat man sexuelle Störungen bei MS?

Diese Störung nennt sich: **Erektile Dysfunktion** (= vermindertes sexuelles Verlangen, Schmerzen während des Geschlechtsaktes).

Sexuelle Störungen betreffen sehr viele MS-Patienten und können verschiedene Ursachen haben. Oft gehen sie auf neurologische Veränderungen oder typische körperliche MS-Dysfunktionen und geistige Beeinträchtigungen zurück. Natürlich können dabei ebenso MS-bedingte Veränderungen der Körperwahrnehmung eine große Rolle spielen. Dies wiederum bedingt oftmals, dass sich die Einstellung zum eigenen Körper verändert. Seelische und soziale Schwierigkeiten können aber ebenfalls sexuelle Störungen bei MS verursachen.

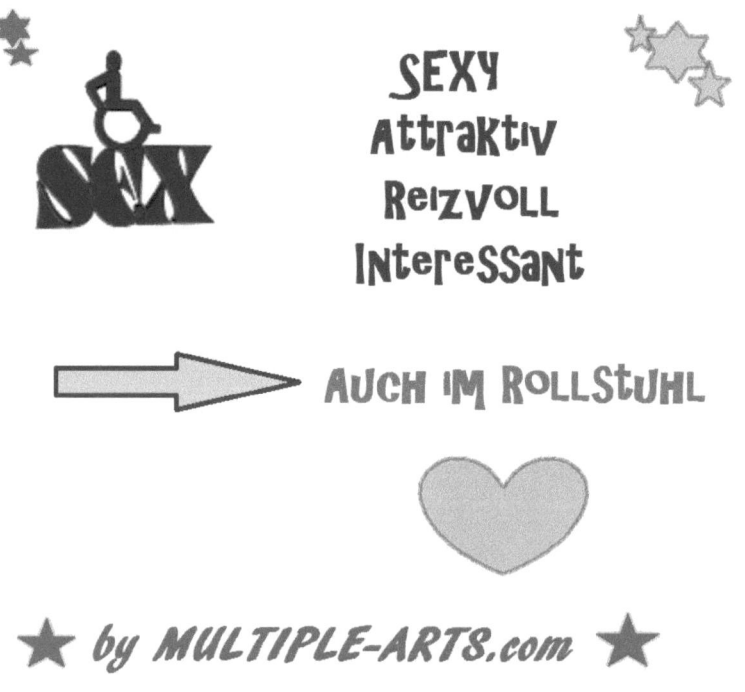

SEXY
Attraktiv
Reizvoll
Interessant

AUCH IM ROLLStUHL

★ by MULTIPLE-ARTS.com ★

Das Nervensystem spielt eine wichtige Rolle bei der Sexualität. Erotische Sinneseindrücke (z. B. Berührungen, visuelle Reize und Gerüche) werden an das Gehirn übermittelt und dort in Signale an die Geschlechtsorgane umgesetzt.

Es ist daher unmittelbar einsichtig, dass eine Beeinträchtigung der Nervenleitung, wie bei MS-Erkrankten, deshalb auch eine direkte Auswirkung auf die Sexualität hat.

Und wichtig zu erwähnen ist noch, dass Sexualität bei MS keinesfalls schadet, sondern das Gegenteil der Fall ist. Oft gehen Partner von MS-Erkrankten davon aus, dass die eigenen sexuellen Bedürfnisse für den Erkrankten eine Zumutung seien und möchten sie deshalb auch nicht offenbaren. So kann sich aber eine psychische Kluft zwischen den Partnern aufbauen, die die Beziehung, die ja ohnehin durch die MS an sich schon oft vorbelastet ist, noch zusätzlich belastet.

Das sexuelle Problem besteht insofern „unsichtbar" und sozusagen doppelt: zum einen ist es für den Betroffenen nicht schön, auch auf diesem Gebiet nicht mehr „voll funktionstüchtig" zu sein, Schmerzen aushalten zu müssen oder eventuell auch gar keine Lust mehr zu empfinden. Dann kommt hier noch der Partner hinzu, der damit ja auch umgehen können muss und sich zwar im besten Fall darauf einstellt und man trotzdem eine zufriedene und befriedigende Partnerschaft führen kann - aber belastend ist es allemal.

Des Weiteren fühlt sich der Betroffene oft minderwertig, nicht mehr attraktiv oder begehrenswert. Das ist ein psychisch ernst zu nehmendes Problem und auch wenn man es nicht „sieht", geht es unter die Haut und tut weh.

YouTube:
https://www.youtube.com/edit?o=U&video_id=dNgC0WM8oZQ

Bekommt man immer auch eine Spastik, wenn man MS hat?

Dieses Problem (auch Muskelschwäche) kann in allen möglichen Stufen vorkommen. Von leichter Muskelschwäche bis hin zu Lähmungserscheinungen sind Symptome denkbar. Den Lähmungen liegt meistens eine Verkrampfung (Spasmus) der Muskulatur zugrunde.

Als Spastizität bezeichnet man eine erhöhte Muskelsteifigkeit.

Diese kann leider mit Schmerzen verbunden sein, z.B., wenn sich die Muskeln unwillkürlich verkrampfen.

Eine Steifigkeit und ein Spannungsgefühl in den Beinen ist eine leichte Spastizität. Der Gang kann dadurch hölzern (steif) und ungelenk werden. In manchen Fällen zittern die Beine auch nach großer Anstrengung.

Im Verlauf der MS kann die Muskelkraft in Armen und Beinen abnehmen. Diese Symptome können sich nach und nach verschlechtern und dazu führen, dass man eine Gehhilfe benötigt.

Da es immer so verläuft, dass die Entzündungen in Gehirn und Rückenmark Teile der Nervenfasern schädigen, wird dadurch die **Weiterleitung elektrischer Impulse zwischen den verschiedenen Nerven- und Körperzellen gestört.**

Eine mögliche Folge kann unter anderem Muskelschwäche sein. Dann nämlich kommen Signale der Nervenzellen bei den Muskelzellen nur abgeschwächt oder gar nicht an.

Was sind
SENSIBILITÄTS-Störungen?

Man kann auch „TAUBHEIT" und / oder „KRIBBELN" oder „pelziges Gefühl" dazu sagen. Im Prinzip handelt es sich hierbei um Empfindungsstörungen / Gefühlsstörungen (vor allem der Haut). Vor allem zu Beginn der MS treten Sensibilitäts-Störungen am Häufigsten im Bereich der Hände, Füße und Unterschenkel auf.

Diese Störung kann aber im kompletten Körper auftreten und ist somit überall möglich.

Zum Beispiel in

- Händen
- Handgelenken
- Armen
- Beinen
- Fußgelenken
- Gesicht
- Auch Mundpartie / verschwommenes Sprechen durch taube Mundmuskulatur
- Besonders auffallend und schlimm nach Anstrengungen, Anforderungen, sowohl psychisch, als auch körperlich
- Füße, bzw. Fußsohlen fühlen sich oft so „dick" an, wie „auf Watte laufend" oder „Strümpfe aus Glaswolle an"
- Gefühl, wie ein Ameisenhaufen, der piekend und stechend über die Körperteile läuft
- Sensibilitätsstörungen, die sich z. B. so anfühlen, als ob sie einem die Luft zum Atmen nehmen
- Außerdem schmerzt die Kleidung auf der Haut, sodass da man das Gefühl hat, es wäre zu eng und das ist beklemmend.

Die Sensibilitätsstörungen können sich allerdings auch auf die Motorik auswirken. So kann es zu **Unsicherheiten beim Gehen** ebenso kommen, als es auch die Gelenke betreffen kann. Beispielsweise kann das unbewusste Vibrationsempfinden beeinträchtigt sein, was dann zu dem Unsicherheitsgefühl beim Gehen führen kann – Stolpern oder sich versehentlich Anstoßen können die Folge sein.

Die Leitungen, die das Gehirn zum Beispiel über die Temperatur oder den Schmerz in einem bestimmten Körperteil informieren, sind gestört und daraus resultieren dann auch die Sensibilitätsstörungen.

Des Weiteren gibt es Störungen, bei denen ein Reiz wie „Kälte" auf eine andere Art, (beispielsweise als Schmerz) wahrgenommen wird. Beim Duschen kann das kalte Wasser, das vielleicht erst mal unbedacht läuft, die Beine so zusammenzucken lassen, dass die Beine wegsacken.

Beispielsweise ein Fußbecken im Schwimm/Freibad: Manche MS`ler können wegen des Wärmeunterschiedes nicht hindurchlaufen, weil ihre Beine dann zusammensacken – und hier hilft auch keine Fußmassage oder Sonstiges, sondern es ist einfach ein Symptom, das man nicht sieht - mit dem der Betroffene aber leben und sich darauf einstellen muss und eventuell gar Umwege in Kauf nehmen muss, die wiederum seinen Beinen nicht wirklich gut tun.

Oder aber, das Tragen der Kleidung auf der Haut (wie z.B. enge Hosen) kann als sehr erdrückend und somit schmerzhaft erlebt werden. Viele MS`ler können deswegen keine engen Jeans mehr tragen.

Dies äußert sich als eine Art Nervenschmerz - denn sobald die Hose oder das T-Shirt zu eng „empfunden" werden, kommt das leider so typische sehr unangenehme und oft schmerzhafte (nicht auszuhaltende) Gefühl des „Eingeschnürt Seins" auf.

Außerdem gilt es hier aufzupassen: Eine Wärmflasche an kalten Tagen, die man sich beispielsweise an die Füße legt, kann Verbrennungen hervorrufen, weil man nicht merkt/spürt, dass sie ZU heiß ist.

YouTube / Sensibilitätsstörungen:
https://www.youtube.com/edit?o=U&video_id=gE-jhLt3G-I

Was bedeutet „Lhermitte-Zeichen"?

Das Lhermitte-Zeichen (auch Lhermitt'sches Phänomen – nach Jacques Jean Lhermitte / ein frz. Neurologe und Psychiater) ist ein klinisches Zeichen, das in der neurologischen Untersuchung eine Rolle spielt, aber von den Betroffenen auch spontan bei Alltagsbewegungen mit mehr oder minder starker Beugung des Nackens wahrgenommen werden kann.

Es äußert sich durch ein unangenehmes bis schmerzhaftes „elektrisierendes" Gefühl, wenn der Kopf vom Arzt langsam gebeugt, also Richtung Brust bewegt wird. Da es sehr unangenehm und oft auch sehr schmerzhaft ist, können sich Betroffene nur noch schlecht bücken.

Als „positiv" wird es dann bezeichnet, wenn man ein elektrisierendes Gefühl in Armen, Rumpf oder Beinen verspürt, das im typischen Falle vom Nacken her dorthin ausstrahlt.

Was ist ein Intentionstremor?

Intentionstremor „bezeichnet ein neurologisches Symptom der Multiplen Sklerose (MS). Wenn man eine gezielte Bewegung ausführen will, kommt es dabei zu einem Zittern der Gliedmaßen (meist der Hände). Das kann so weit gehen, dass sich die Bewegung beim besten Willen nicht erfolgreich ausführen lässt.

Bei MS`lern äußert er sich meistens beim Greifen (und Zielen) nach einem Gegenstand. Die Hand zittert und der angepeilte Gegenstand wird möglicherweise verfehlt. („Daneben Greifen').

Dies kann Ihr Neurologe auch mit einer Untersuchung überprüfen: Der „Finger-Nase-Test": man muss bei geschlossenen Augen versuchen, mit dem Zeigefinger die Nasenspitze zu treffen."

(angelehnt an: http://www.navigator-medizin.de/multiple_sklerose/die-wichtigsten-fragen-und-antworten-zu-multiple-sklerose/symptome-und-beschwerden/zittern-schwindel-gleichgewichtsstoerungen/573-was-ist-ein-intentionstremor.html) Stand: 4.08.2017

Was sind
„Anfallsartige (paroxysmale) Symptome"?

Besonders die MS`ler, die schon länger mit der Krankheit zu tun haben, werden es kennen: Die paroxysmalen Symptome!
Was aber genau ist das?

„Paroxysmale Symptome ist der Sammelbegriff für Beschwerden, die überfallartig, kurz (maximal wenige Minuten), aber wiederkehrend auftreten.

Meist handelt es sich um einschießende Schmerzen in einer bestimmten Körperregion, es kann sich aber auch um plötzliche Gefühls-, Sprech- oder Bewegungsstörungen handeln, seltener auch Juckreiz. Das häufigste paroxysmale Symptom ist die MS-bedingte Trigeminusneuralgie, die im Gegensatz zur „normalen Trigeminusneuralgie" oft beidseitig auftritt. Außerdem werden das Lhermitte-Zeichen und das Uhthoff-Phänomen zu den paroxysmalen Symptomen gerechnet.

Paroxysmale Symptome werden durch verschiedene Reize ausgelöst: plötzliche Bewegungs- oder Haltungsänderungen, Sprechen, Lachen, Schlucken, heißes oder kaltes Essen und andere, können aber auch spontan entstehen." (Quelle: www.amsel.de).

Manchmal schießt beispielsweise ein Schmerz ein, der zwar sehr heftig und drastisch sein kann – aber bis man ihn „verarbeitet" hat, ist er schon wieder verschwunden. Ich finde das immer lästig und man ist auch hilflos, aber wiederum kann man sehr froh sein, dass es keine lang anhaltenden Schmerzen sind, mit denen sowieso viele MS`ler zu kämpfen haben.

Das Uhthoff-Phänomen ist natürlich ein Symptom, das auch länger anhalten kann und es kann zusätzlich durch Schmerzen, alle möglichen MS-Symptome, Schwäche und Kraftlosigkeit gekennzeichnet sein.

Wenn man sich all dessen bewusst ist und weiß, dass solche Symptomatik auftreten können, aber KEINEN Schub bedeuten, kann man versuchen, sich und sein Leben besser darauf einzustellen, um die Lebensqualität nicht leiden zu lassen.

Des Weiteren kann es helfen, eine Art Tagebuch zu führen, um zu erkennen, in welchen Situationen paroxysmale Symptome auftreten. Denn eventuell lassen sich solche Situationen dann reduzieren oder gar vermeiden.

Es gibt auch medikamentöse Therapien, die man mit seinem Neurologen besprechen kann. Hier gilt es sicher gut abzuwägen, wie beeinträchtigend diese paroxysmale Symptome sind und ob man sie medikamentös bekämpfen sollte oder ob sie aushaltbar sind.

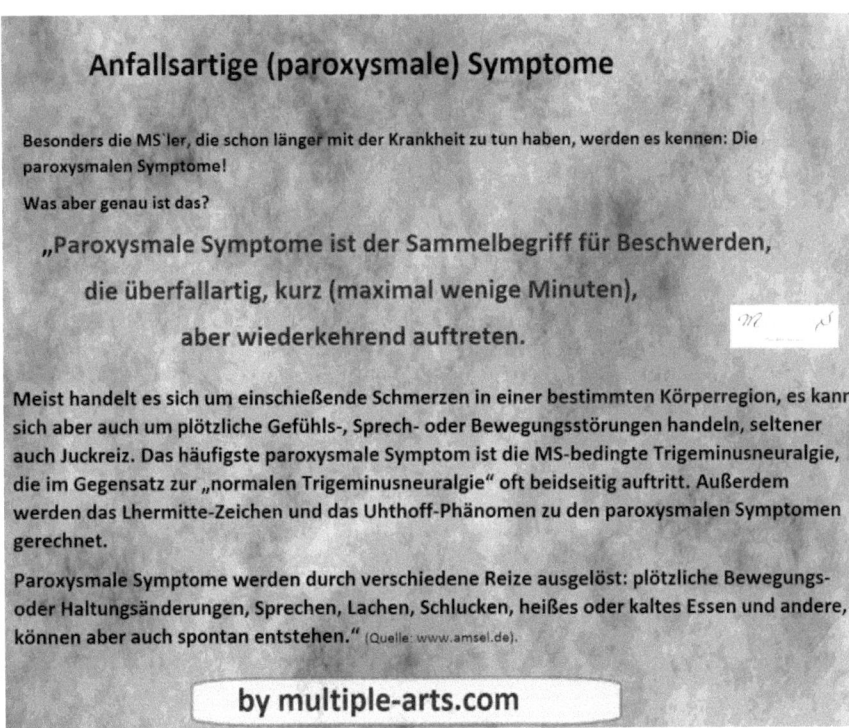

Anfallsartige (paroxysmale) Symptome

Besonders die MS'ler, die schon länger mit der Krankheit zu tun haben, werden es kennen: Die paroxysmalen Symptome!

Was aber genau ist das?

„Paroxysmale Symptome ist der Sammelbegriff für Beschwerden,

die überfallartig, kurz (maximal wenige Minuten),

aber wiederkehrend auftreten.

Meist handelt es sich um einschießende Schmerzen in einer bestimmten Körperregion, es kann sich aber auch um plötzliche Gefühls-, Sprech- oder Bewegungsstörungen handeln, seltener auch Juckreiz. Das häufigste paroxysmale Symptom ist die MS-bedingte Trigeminusneuralgie, die im Gegensatz zur „normalen Trigeminusneuralgie" oft beidseitig auftritt. Außerdem werden das Lhermitte-Zeichen und das Uhthoff-Phänomen zu den paroxysmalen Symptomen gerechnet.

Paroxysmale Symptome werden durch verschiedene Reize ausgelöst: plötzliche Bewegungs- oder Haltungsänderungen, Sprechen, Lachen, Schlucken, heißes oder kaltes Essen und andere, können aber auch spontan entstehen." (Quelle: www.amsel.de).

by multiple-arts.com

Was sind Gleichgewichtsstörungen?

Oft werden Gleichgewichtsstörungen ausgelöst durch Schwindel, aber sie können auch eine eigenständige Symptomatik darstellen.

Symptome:

- Schwierig ist längeres Stehen / Schwanken
- Anschließend Gangschwierigkeiten
- Beim Laufen / Schwanken
- Beim Treppensteigen (abwärts UND aufwärts, oft auch verbunden mit Sehstörungen)
- „Anecken" an bekannte Gegenstände (z.B. Schränke, Tische, Kommoden), Folgen: blaue Flecken, Schürfwunden, kleine Verletzungen
- Häufiges unkoordiniertes Stoßen (mit dem Kopf an z. B. Waschmaschine, Lampen usw.)

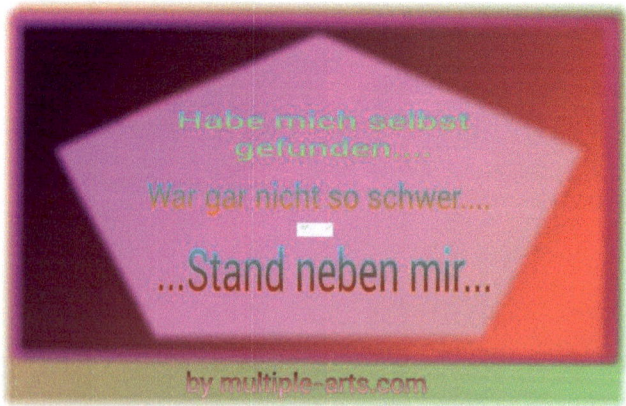

Habe mich selbst gefunden....
War gar nicht so schwer....
...Stand neben mir...

by multiple-arts.com

Hat man Schmerzen bei MS?

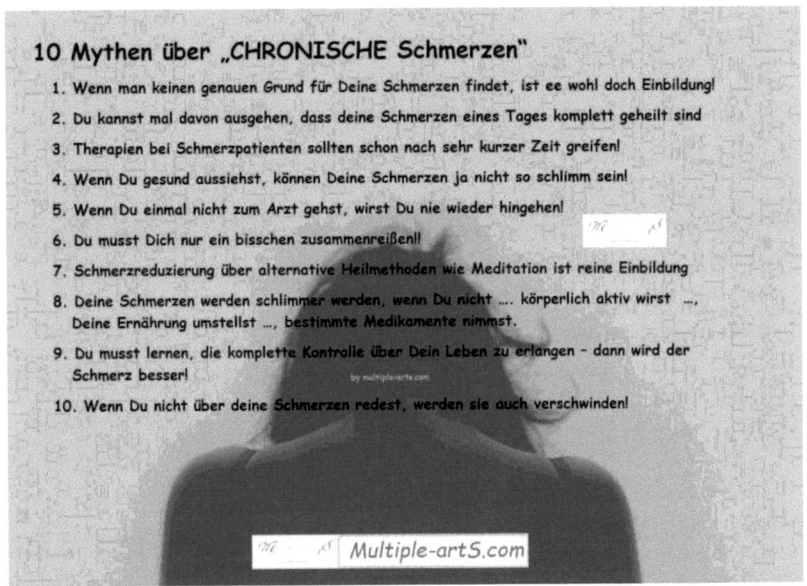

10 Mythen über „CHRONISCHE Schmerzen"

1. Wenn man keinen genauen Grund für Deine Schmerzen findet, ist ee wohl doch Einbildung!

2. Du kannst mal davon ausgehen, dass deine Schmerzen eines Tages komplett geheilt sind

3. Therapien bei Schmerzpatienten sollten schon nach sehr kurzer Zeit greifen!

4. Wenn Du gesund aussiehst, können Deine Schmerzen ja nicht so schlimm sein!

5. Wenn Du einmal nicht zum Arzt gehst, wirst Du nie wieder hingehen!

6. Du musst Dich nur ein bisschen zusammenreißen!!

7. Schmerzreduzierung über alternative Heilmethoden wie Meditation ist reine Einbildung

8. Deine Schmerzen werden schlimmer werden, wenn Du nicht ... körperlich aktiv wirst ..., Deine Ernährung umstellst ..., bestimmte Medikamente nimmst.

9. Du musst lernen, die komplette Kontrolle über Dein Leben zu erlangen - dann wird der Schmerz besser!

by multiple-arts.com

10. Wenn Du nicht über deine Schmerzen redest, werden sie auch verschwinden!

Multiple-artS.com

Leider wird selbst von manchen Neurologen das Thema „Schmerzen und MS" nicht ernst genommen. Wie oft erzählen mir Betroffene, dass ihr Arzt ihnen sage, ihre Schmerzen hätten nichts mit der MS zu tun.

Tatsächlich aber kenne ich wohl keinen MS`ler, der nicht über Schmerzen berichten würde. Auch hier musste ich mich bei meinen Recherchen deshalb wieder hauptsächlich auf amerikanische Studien und Berichte verlassen.

Schmerzen können bei MS vielfältige Ursachen haben. Es gibt zum Beispiel die direkt durch Entzündungsherde verursachte Trigeminusneuralgie.

Auch chronische Schmerzen - meist der Extremitäten - die vermutlich durch Herde im Rückenmark entstehen, werden durch die MS selbst verursacht. Schmerzen können auch indirekt durch Folgen der MS, wie eine spastische Tonuserhöhung der Extremitäten oder Harnwegsinfekte, verursacht sein. Die Therapie richtet sich in diesen Fällen nach der jeweiligen Ursache.

Kopfschmerzen, Nervenschmerzen, Gelenkschmerzen – jeder Einzelne könnte sicherlich andere Schmerzen aufzählen. Auch durch die Muskelsteifigkeit werden ja Schmerzen hervorgerufen.

Bei mir hat meine Physiotherapeutin wöchentlich einiges zu tun, um meine Muskeln und die Nackenpartie zu lockern. Da ich auf Grund meiner Fatigue sehr viel ruhen muss, habe ich Fehlhaltungen entwickelt, die beispielsweise durch das Lesen oder auch Tippen am Laptop entstehen. Das sind zwar keine direkten MS-Schmerzen, aber sie gehören im weitesten Sinne einfach dazu.

YouTube Thema „Schmerzen und MS":
https://www.youtube.com/edit?o=U&video_id=61HhE85P-NM

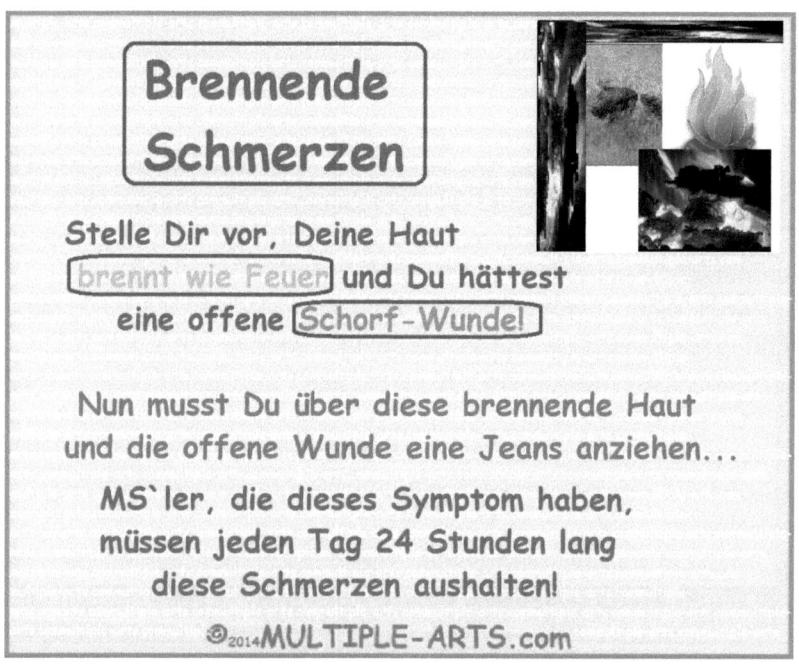

Was sind neurogene Schmerzen?

Neurogene Schmerzen gehen unmittelbar vom geschädigten Nervensystem aus. (Neuron = Nervenzelle).

Bei MS kommen sie leider recht häufig vor. (Man spricht auch von nozizeptiven Schmerzen).

Akute und chronische Schmerzen, schmerzhafte Missempfindungen (wie Brennen oder stechende Schmerzen) sind einige der Auswirkungen.

Ebenso gehört das seltsame Gefühl dazu, dass Gelenke oder der Brustkorb „eingeschnürt" wären (manchmal auch wie von einem Panzer umschlossen).

Auch Fehlhaltungen und Schwäche von Armen und Beinen können die Ursache neurogener Schmerzen sein.

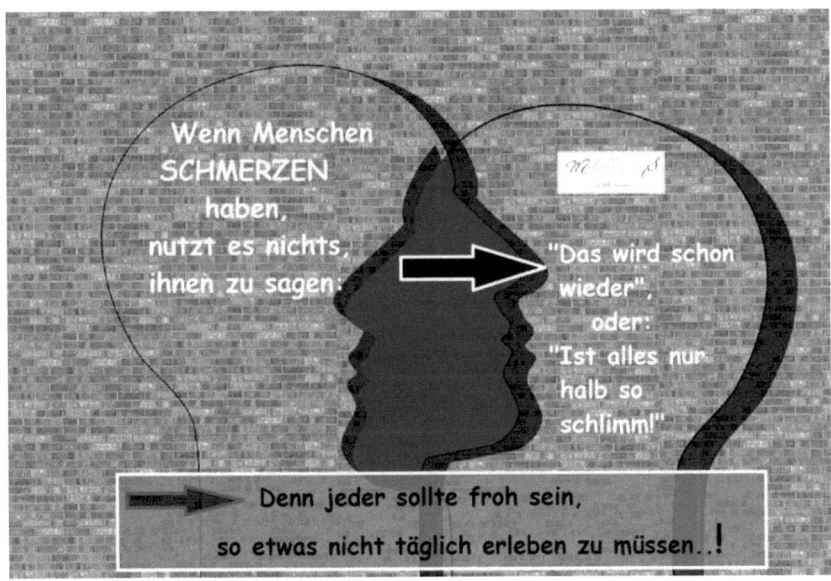

SCHMERZEN können so grausam sein:

Es ist fast, als würden die Nerven und Muskeln
aus keinem anderen Grund existieren,
  als zu schmerzen
      und das Leben zur Hölle zu machen.

Es fühlt sich an,
als würde man verbrennen oder auseinanderfallen.

Selbst wenn dies manchmal nur "Momente" sind,
fühlen sich diese an, als wären es Stunden.
Und die Stunden fühlen sich an wie TAGE.

Man möchte dann weglaufen, weinen und schreien...

Und man fragt sich,
  wie man es hat schon so lange aushalten können ...
  und wie lange man es wohl noch aushalten muss....

Diese Gedanken

  sind ebenfalls sehr schmerzaft,

      da man weiß,

      dass es mit einer

CHRONISCHEN Erkrankung

      selten besser wird...

ABER man weiß auch, dass
man es immer wieder schafft !!!

by multiple-arts.com

Was bedeutet „Reizüberflutung" bei MS?

R eizüberflutung ist nicht nur ein Wort, sondern ein Zustand! ☺
Meine Form der MS, die noch gekoppelt ist mit Hochsensibilität (HSP) reagiert auf zu viele Reize **sofort**: mit Fatigue und Sehstörungen. Wenn es „ganz dicke" kommt, dann gerne auch mit allen bekannten und auch neuen MS-Symptomen – sie bringt dann sozusagen noch Herrn Uhthoff mit. ☹

Es war ein langer Weg bis mir klar wurde, dass ich nicht einfach nur empfindlich bin und mir nicht immer selbst die „Schuld" gegeben habe, wenn mich etwas überfordert hat (so nach dem Motto: „Stell Dich nicht so an!"). Nein, es ist ein Tatbestand, dass dies auch ein Symptom der MS ist, allerdings liest man darüber sehr wenig und ich musste mich wieder einmal auf amerikanische Studien verlassen.

Reizüberflutung und MS

Reizüberflutung ist eine umgangssprachliche Metapher für einen angenommenen Zustand des Körpers,
in dem dieser durch die Sinne
so viele Reize gleichzeitig aufnimmt,
dass sie nicht mehr verarbeitet werden können
und beim Betroffenen zu einer
psychischen Überforderung führen.

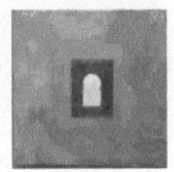

Diese Überforderung des (menschlichen) Organismus
bzw. Nervensystems durch Sinneseindrücke
betrifft die Sinne (Hören, Sehen, Riechen, Schmecken und Tasten) einzeln,
in Kombination, für einen kurzen Zeitraum und auch langfristig.

MS-Betroffene reagieren dabei besonders stark.

**Anhaltende Reizüberflutung kann
dauerhafte Konzentrationsschwierigkeiten und Vieles mehr bewirken.**

Beispiele für mögliche Auslöser sind:

- *Gehör:* Lärm, mehrere gleichzeitige akustische Quellen (z. B. Gerede inmitten Menschenmasse)
- *Augen:* Vielzahl von Farben, blinkende Lichter, schnelle Bewegungen
- *Geruchs- und Geschmackssinn:* Reizüberflutung kann auch bei einem bunt gemischten Essen auftreten, das die Geschmacksrichtungen süß, sauer, bitter, salzig und umami zugleich enthält, so dass die Geschmacksrichtungen nicht mehr einzeln empfunden und zugeordnet werden können.

©2014 MULTIPLE-ARTS.com   *(Quelle: Wikipedia.de)*

Laut Wikipedia.de ist „Reizüberflutung eine umgangssprachliche Metapher für einen angenommenen Zustand des Körpers, in dem dieser durch die Sinne so viele Reize gleichzeitig aufnimmt, dass sie nicht mehr verarbeitet werden können und beim Betroffenen zu einer psychischen Überforderung führen.

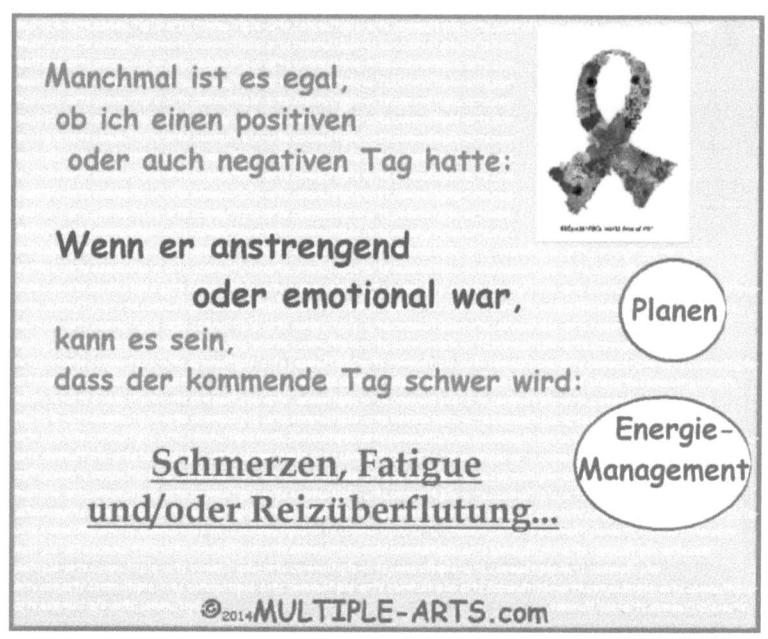

Diese Überforderung des (menschlichen) Organismus bzw. Nervensystems durch Sinneseindrücke betrifft die Sinne (Hören, Sehen, Riechen, Schmecken und Tasten) einzeln, in Kombination, für einen kurzen Zeitraum und auch langfristig." (https://de.wikipedia.org/wiki/Reiz%C3%BCberflutung)

MS-Betroffene reagieren dabei besonders stark. Anhaltende Reizüberflutung kann dauerhafte Konzentrationsschwierigkeiten bewirken.

Es gibt wohl kaum einen Bereich des Körpers, der hierdurch keine Defizite erleiden würde. Die hierzu passenden Krankheitsbilder: Das Chronical Fatigue oder das Burn-Out-Syndrom (bei MS wäre das dann die FATIGUE) und Beschwerden, die direkt im Zusammenhang mit einer Reizüberflutung auftreten: Tinnitus oder Migräne etwa. Auslöser dieser Überforderungen sind meistens Hektik, Stress und die damit einhergehende Unfähigkeit abzuschalten. Zahlreiche psychosomatische Krankheiten werden auf ein Übermaß an äußerlichen Reizen zurückgeführt.

Beispiele für mögliche Auslöser sind:

- Gehör: Lärm, mehrere gleichzeitige akustische Quellen (z. B. Gerede inmitten Menschenmasse)
- Augen: Vielzahl von Farben, blinkende Lichter, schnelle Bewegungen
- Geruchs- und Geschmackssinn: Reizüberflutung kann auch bei einem bunt gemischten Essen auftreten, das die Geschmacksrichtungen süß, sauer, bitter, salzig zugleich enthält, so dass die Geschmacksrichtungen nicht mehr einzeln empfunden und zugeordnet werden können.
- Erhöhte Außen-Temperatur (bei MS = „Uhthoff-Phänomen")
- Drogen aus der Gruppe der Psychedelika und Dissoziativa

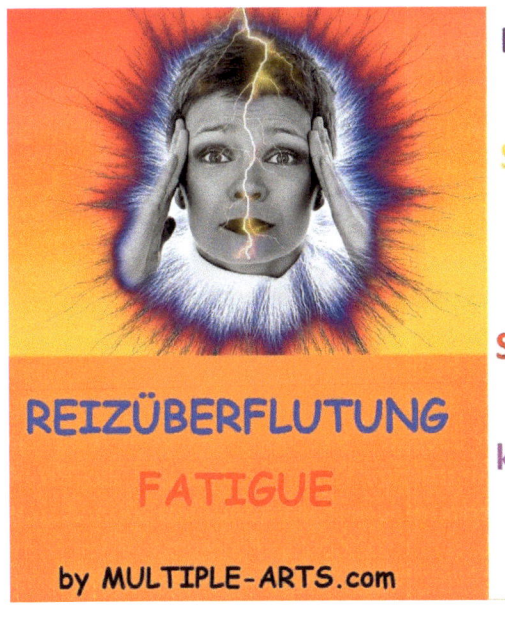

Sicher ist, dass Reizüberflutung kurzfristig zu STRESS, Hektik, aggressiven Reaktionen und schneller Erschöpfung führt.

Oft entlasten bereits Entspannungsübungen und Ruhe das übermäßig aktive Gehirn und reduzieren die Anfälle.

Ist die „Wahrnehmung" bei MS normal?

Wir nehmen die Welt über unsere Sinne wahr: sehen, hören, riechen, schmecken, fühlen. Am meisten allerdings beherrschen uns die visuellen und akustischen Eindrücke.

Man weiß, dass von den Sinnesorganen die Reize über Nervenbahnen direkt in unser Gehirn gelangen, wo sie auch verarbeitet werden. Da jedes Sinnesorgan einem eigenen Zentrum im Gehirn zugeordnet ist, können problemlos mehrere Eindrücke verschiedener Sinnesorgane gleichzeitig verarbeitet werden. Von einer *Reizüberflutung* wird nur dann gesprochen, wenn so viele Eindrücke, meist desselben Sinnes, auf den Menschen einwirken, dass das Gehirn die gesehenen oder gehörten Informationen nicht mehr verarbeiten kann. Insbesondere durch die Technisierung und Modernisierung der heutigen Welt ist die akute und chronische *Reizüberflutung* ein aktuelles Thema. (Beispiel: blinkende und laute Großstadt). (Angelehnt an http://www.gesundheit-und-wohlbefinden.net/psychische-ueberforderung-durch-reizueberflutung/)

Solange unser Gehirn also in der Lage ist, all diese unterschiedlichen Reize aufzunehmen und zu verarbeiten, scheint kein großes Problem zu entstehen. Selbst kurzfristige Reizüberflutungen lassen noch keine psychische Überforderung entstehen. Das Gehirn schafft es die Eindrücke bis zur nächsten Erholungsphase zu verarbeiten.

Hingegen können langfristige Reizüberflutungen ein Problem darstellen. Durch die dauerhafte Überforderung von Sinnen und Gehirn wird der Körper in einen Stress-Zustand versetzt - der Sympathikus wird aktiviert. Das bedeutet, unser Körper schaltet auf Aktiv-Modus. Bei langfristigen Reizüberflutungen ist der Körper des Menschen in einem Dauer-Stress-Zustand: Katecholamine werden ausgeschüttet und Kortison produziert. Folgen sind erhöhter Blutdruck, Muskelanspannung, Kopfschmerzen, Verdauungsprobleme. Doch das ist nicht das Einzige. Körper und Psyche sind eng miteinander verwoben, daher sind viele Menschen auch von psychischen Problemen betroffen.

Das Aktionspotenzial jeder Zelle im Körper arbeitet mit Höchstleistung. Der Körper, insbesondere das Gehirn, ist irgendwann erschöpft, ähnlich einem Schlafentzug. Daher kann er Kompensationsmechanismen nicht mehr oder in nicht ausreichendem Maße anwenden, mit der Folge, dass psychische Auffälligkeiten durch die Überforderung vermehrt zutage treten: Kraftlosigkeit, Schlafstörung, Hemmungen, Realitätsverlust, Aggressivität. Auch psychische Erkrankungen mit all ihren Symptomen zeichnen sich in erhöhtem Maß bei chronischer Reizüberflutung ab. (Angelehnt an http://www.gesundheit-und-wohlbefinden.net/psychische-ueberforderung-durch-reizueberflutung/)

Wenn man sich dies bewusst macht, wundert es nicht, dass unser Körper RE-agiert!

Auch wenn aus einer dauerhaften Reizüberflutung keine Störung erwachsen MUSS, kann es auf Dauer schädigen, oder gerade Patienten, die an neurologischen Erkrankungen leiden, noch eins „oben drauf" setzen.

Wichtig ist also, sich seiner individuellen Reizüberflutung bewusst zu werden, wahrzunehmen, WAS GENAU uns überfordert und ob wir dies abstellen können. Das wäre die Ursachenbehebung, die allerdings nicht immer einfach ist, da wir nicht alle Reize, die uns begegnen, beeinflussen können. ☺

Machen Sie sich notfalls eine Liste mit den störenden Reizen und einer Lösungsmöglichkeit. Sollte Sie seit Wochen Baustellenlärm in der unmittelbaren Nachbarschaft stören, werden Sie nicht umziehen wollen, aber Sie können sich bewusste Atempausen nehmen und gönnen. Beispielsweise durch Spaziergänge, Yoga oder Meditation. Sie können in dieser Zeit auch weitere Reize wie Medienkonsum meiden. So kann jeder für sich herausfinden, was störend und was umwandelbar ist.

Die wichtigste Regel bei psychischer Überforderung durch Reizüberflutung lautet: **weniger ist mehr!**

Ziehen Sie sich zurück, schauen Sie genau hin, was Ihnen gut tut
und was nicht. Laute Musik, grelles Licht, Gerüche… Vieles kann man
wirklich in besonders schlimmen Phasen meiden.

YouTube / Reizüberflutung:
https://www.youtube.com/edit?o=U&video_id=nD-s2QkYAQk

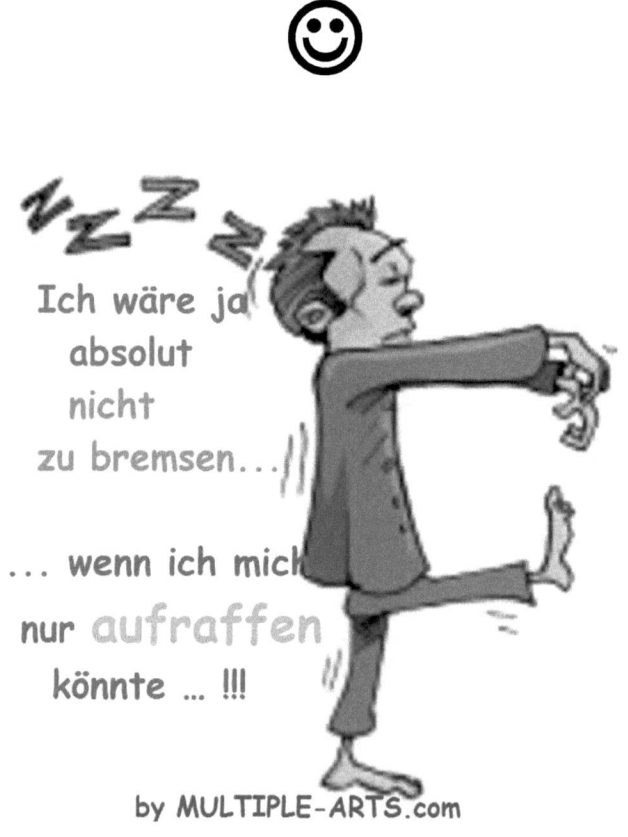

Was sind Parästhesien?

Dies ist eine Störung des Tastsinns.
Das Gefühl des Kribbelns, Stechens, Juckens, Brennens und Schmerzes gehört zum Bereich „Sensibilitätsstörungen" (aber auch zum Bereich „Schmerzen").

Es fühlt sich an, als würden Horden von Ameisen über den Körper laufen und jede von ihnen würde auf ihre eigene Art und Weise für Störungen zuständig sein.

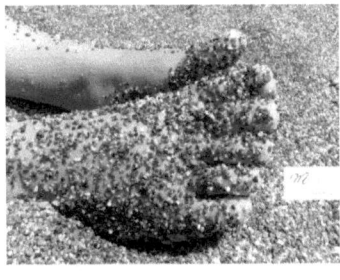

Stelle Dir vor,
das seien
AMEISEN
an Deinen Füßen!

DAS erleben tausende
MS'ler jeden Tag -
24 Stunden lang!

by multiple-arts.com

Zudem sind Parästhesien ein typisches Frühsymptom bei MS.

Es werden damit Missempfindungen im Bereich eines **Hautnervs** beschrieben, die teilweise nicht schmerzhaft sind und für die es keine erkennbare physikalische Ursache gibt.

Am Häufigsten treten diese Missempfindungen an Händen oder Füßen auf.

Ein **Taubheitsgefühl** kann beispielsweise bedeuten, dass der Betroffene nicht in der Lage ist, leichte Berührungen, Kneifen oder Hitze und Kälte zu spüren. Da es zu einer verminderten Sensibilität führen kann, erhöht sich die Wahrscheinlichkeit, dass sich der Betroffene an seinen tauben Händen oder Füßen verletzt. Es müssen in diesen Fällen dringend Vorsichtsmaßnahmen ergriffen werden, um den Bereich vor Stößen, Schlägen, blauen Flecken, Verbrennungen und anderen Verletzungen zu schützen.

„Bei den sogenannten **Tiefenparästhesien** steht häufig ein Gefühl der Einschnürung im Vordergrund, so als läge ein Band um die Gelenke oder auch um den Brustkorb. Manchmal fühlt sich das auch so an, als würde im Inneren ein Ballon aufgeblasen werden. Die Ursachen von Parästhesien sind nicht ganz klar. Vermutet werden „spontane" elektrische Entladungen der betroffenen Hautnerven. Eine andere Theorie besagt, dass sensible Reize im Hirn fehlerhaft verarbeitet werden und zu einer anderen bewussten Wahrnehmung führen als das sonst der Fall wäre (z.B. Kältegefühl, obwohl die Haut warm ist)."
(http://www.navigator-medizin.de/multiple_sklerose/die-wichtigsten-fragen-und-antworten-zu-multiple-sklerose/symptome-und-beschwerden/421-was-sind-paraesthesien.html)

Das „**Kribbeln**" zeigt sich als ein sehr lästiges, kitzelndes Gefühl an einem beliebigen Bereich des Körpers, das nicht durch externe Reize (Hautreizung) oder schlechte Durchblutung („eingeschlafene Beine") ausgelöst wird.

Es ist ein sehr unangenehmes Gefühl, das von innen kommt – es helfen weder „Kratzen" noch eine Schmerztablette.

Das „**Brennen**" kommt einem Gefühl wie „Sonnenbrand" sehr nahe. Dies kann ebenfalls an jeder Körperstelle auftreten. (Meistens jedoch an den Fingern, Händen, Füßen, Armen oder Beinen).

Der Juckreiz ist ein Gefühl **kribbelnder oder gereizter Haut**, das das Bedürfnis hervorruft, die betroffene Stelle zu kratzen, was aber nicht wirklich hilft (Siehe „Kribbeln"). Er kann völlig plötzlich auftreten und ziemlich intensiv sein und kann ebenfalls an jeder Stelle des Körpers auftreten (Sehr häufig im Gesicht).

WICHTIG: Juckreiz bei MS unterscheidet sich von normalem Juckreiz, weil eine Reizung oder ein Ausschlag auf der Haut fehlen.

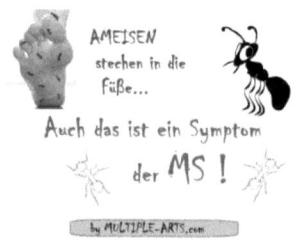

AMEISEN stechen in die Füße...
Auch das ist ein Symptom der MS !
by MULTIPLE-ARTS.com

Was ist der Welt-MS-Tag?

Der Welt MS Tag wurde 2009 von der „Multiple Sclerosis International Federation" initiiert um aufzuzeigen, wie Multiple Sklerose das Leben von Millionen Menschen weltweit beeinflusst. Der Welt MS Tag fällt jedes Jahr auf den letzten Mittwoch im Mai.

Die DMSG und weltweit die jeweiligen MS-Organisationen nutzen den Tag, um durch verschiedene Veranstaltungen und Aktionen auf die Krankheit aufmerksam zu machen. Des Weiteren informieren sie über die Auswirkungen für Betroffene. Die Krankheit MS ist nach wie vor nicht heilbar und kann zu schweren Einschränkungen führen. Den Alltag mit MS zu bewältigen ist für viele Betroffene mit Hürden verbunden und oft sind sie auf Unterstützung angewiesen. MS ist eine entzündliche Krankheit des Zentralnervensystems. In Deutschland geht man von über 200.000 Betroffenen aus. Die Auswirkungen durch die vielen verschiedenen sichtbaren und unsichtbaren Symptome zeigen sich in allen Lebensbereichen und beeinträchtigen oft Chancengleichheit und Selbstbestimmtheit. Darauf gilt es aufmerksam zu machen, damit das Verständnis für MS-Erkrankte in der Öffentlichkeit wächst.

Zum neunten Mal stellte der Welt-MS-Tag 2017 rund um den Globus Multiple Sklerose und die Menschen, die an dieser bislang noch unheilbaren Erkrankung leiden, in den Mittelpunkt der Aufmerksamkeit.

Ataxie – was ist das?

Die Ataxie, wird auch „ataktische Bewegungsstörung" oder „Koordinationsstörung" genannt. Es handelt sich um die Zusammenarbeit von Muskelgruppen – diese ist gestört. (Ataxis = Unordnung im Bewegungsablauf). Am häufigsten betrifft es Arme und Beine, manchmal aber auch den Rumpf.

Bei einer Ataxie sind Alltagtätigkeiten wie das Greifen von Gegenständen, Zähneputzen, Essen und auch Arbeiten verschiedener Art erschwert. Der Gang wird unsicher und breitbeinig, man stolpert schneller oder fällt auch schneller hin.

Sogar beim Stehen (mit geschlossenen Augen) und auch beim Sitzen (Rumpfataxie) kann es zu Störungen kommen.

Als ataktische Bewegungsstörung gilt beispielsweise das Zittern der Hände, aber auch der Füße und Beine oder des ganzen Körpers (Tremor).

Was ist ein Tremor?

Ein Tremor ist das **Zittern** von Körperteilen, insbesondere der Hände/Finger:
Der Bewegungstremor betrifft das Zittern bei der Ausführung einer Bewegung, besonders mit Armen und Händen.

Der Intentionstremor ist das Auftreten des Zitterns bei Zielbewegung, z. B. beim neurologischen „Finger-Nase-Versuch".

Der Ruhetremor ist ein langsames, weiches Zittern in Ruhestellung - besonders der Hände und Finger.

Was sind „Evozierte Potentiale"?

Dies sind Reaktionspotentiale als charakteristische EEG-Antwort bei Verabfolgung von:

- o Lichtreizen (Sehnerv) = **VEP**
- o Akustischen Reizen (Hörnerv) = **AEP**

Evozierte Potentiale sind von wesentlicher Bedeutung für die Diagnostik der MS.

Als evozierte Potentiale versteht man Potentialänderungen am Gehirn, die durch Reizung eines Sinnesorgans oder seiner Nerven ausgelöst werden. Durch Messungen dieser Potentiale an der Hirnoberfläche kann die intakte Funktion des Organs bzw. der Nervenleitung überprüft werden.

Was ist ein VEP?

VEP = VISUELL EVOZIERTE POTENTIALE.

Es untersucht Potentialänderungen am Gehirn, die durch Reizung des Auges ausgelöst werden. Durch Messen der Potentiale an der Hirnoberfläche kann die intakte Funktion des Auges bzw. der Nervenleitung zum Gehirn gemessen werden.

Was ist ein AEP?

Dies heißt: Akustisch evozierte Potentiale und bedeutet die Überprüfung der Reizverarbeitung in der zentralen Hörbahn durch Messung der Reaktion auf rasch aufeinander folgende Klicklaute. Dabei wird die Zeitspanne zwischen dem akustischen Reiz, sowie der Ableitung der elektrischen Impulse von einer Elektrode an der Schläfenregion gemessen.

Was ist ein EEG?

EEG = Elektroenzephalographie.

Das EEG ist eine Methode zur Erfassung der Hirnströme (Ableitung und Registrierung der Potentialschwankungen). Dabei werden die elektrischen Potentiale gemessen, die Aufschluss über die Hirnfunktionen geben können, welche bei der bioelektrischen Tätigkeit des Gehirns entstehen.

Was ist ein EMG?

EMG = Elektromyographie / Elektromyogramm.

Beim Elektromyogramm werden elektrische Potentiale beobachtet, die der Muskel erzeugt. So können Erkrankungen des Muskels selbst oder seiner nervalen Versorgung diagnostiziert werden. Die Ableitung der elektrischen Potentiale erfolgt durch Nadelelektroden, die in den Muskel eingestochen werden. Diese diagnostische Methode ist von erheblicher Aussagekraft bei Muskellähmung und Muskelerkrankungen.

Was ist eine „EDSS"?

Die EDSS (Expanded Disability Status Scale), auch als Kurtzke-Skala bekannt, ist eine **Skala zur Erfassung von neurologischen Ausfällen.**

Dabei werden die Stufen 0-10 unterschieden:
Zum Beispiel:

• Die Stufe 0 entspricht keiner Behinderung. Es werden insbesondere die Gehfähigkeit, sowie acht weitere Funktionssysteme bewertet.

• EDSS 2.0 leichte Behinderung in einem funktionellen System.

• EDSS 4.0 gehfähig ohne Hilfe und Ruhepause für mindestens 500 Meter und während 12 Stunden aktiv, trotz relativ schwerer Behinderung.

• EDSS 6.0 gehfähig für etwa 100 Meter mit einseitiger oder zeitweiliger Unterstützung (Gehhilfe).

• Stufe 9:der Betroffene ist vollständig pflegebedürftig.

• EDSS 10 Tod durch MS.

Eine detaillierte Übersicht zum EDSS findet man auf der Homepage der DMSG. (https://www.dmsg.de)

Was ist eine Trigeminusneuralgie?

Dies sind Schmerzattacken im **Gesichtsbereich**, die fast immer einseitig auftreten und etwa eine halbe bis ganze Minute andauern.
Trigeminusneuralgie - Neuralgieformer; Gesichtsschmerz vom Nervus Trigeminus ausgehend.

Was ist die ICD-Nummer?

D er Begriff steht für „international classification of diseases" = **Internationale Klassifikation von Krankheiten**.

Diese Nummern werden oft im Arztbericht mit der Diagnose genannt.

MS hat die ICD G35: Demyelinisierende Krankheiten des Zentralnervensystems: Multiple Sklerose (Encephalomyelitis disseminata)

- G35.0: Erstmanifestation einer multiplen Sklerose.
- G35.1: Multiple Sklerose mit vorherrschend schubförmigem Verlauf.
- G35.2: Multiple Sklerose mit primär-chronischem Verlauf.
- G35.3: Multiple Sklerose mit sekundär-chronischem Verlauf.
- G35.9: Multiple Sklerose, nicht näher bezeichnet.
- G35.10: Multiple Sklerose mit vorherrschend schubförmigem Verlauf: Ohne Angabe einer akuten Exazerbation oder Progression.
- G35.11: Multiple Sklerose mit vorherrschend schubförmigem Verlauf: Mit Angabe einer akuten Exazerbation oder Progression.
- G35.20: Multiple Sklerose mit primär-chronischem Verlauf: Ohne Angabe einer akuten Exazerbation.
- G35.21: Multiple Sklerose mit primär-chronischem Verlauf: Mit Angabe ei-ner akuten Exazerbation oder Progression zerbation oder Progression.
- G35.30: Multiple Sklerose mit sekundär-chronischem Verlauf: Ohne Anga-be einer akuten Exazerbation oder Progression.
- G35.31: Multiple Sklerose mit sekundär-chronischem Verlauf: Mit Angabe einer akuten Exazerbation oder Progression.

Was ist eine PML?

PML: Progressive multifokale Leukenzephalopathie

Die PML ist eine Erkrankung des zentralen Nervensystems, die durch das **JC-Virus** verursacht wird. Diese Erkrankung kommt fast ausschließlich bei schwer abwehrgeschwächten Menschen vor. Es ist eine akute, progrediente Krankheit, die zu schweren Behinderungen und auch zum Tode führen kann.

„PML bedeutet, dass es sich um einen fortschreitenden Abbau der Myelinscheiden im Gehirn handelt, der auf eine Virusinfektion der Oligodendrozyten (das sind die Zellen, die im Gehirn das Myelin bilden) mit dem JC Virus zurückzuführen ist. JC steht dabei für John Cunningham – so hieß der Patient, bei dem dieser Krankheitserreger erstmals (im Jahr 1971) isoliert wurde." (http://www.ms-docblog.de/multiple-sklerose/was-ist-eigentlich-pml/)

Bei Gabe von bestimmten MS-Medikamenten muss ausgeschlossen werden, dass man das JC-Virus in sich trägt.

Was ist Ergotherapie?

Ergotherapie = **Beschäftigungstherapie** zur Verbesserung oder Wiederherstellung gestörter körperlicher Funktionen.

Neben Physiotherapie wird sie sehr häufig bei MS verordnet.

Kann KÄLTE im Winter MS beeinflussen?

D ie meisten wissenschaftlichen Artikel berichten davon, dass MS im Winter weniger Schübe aufweist, aber es gibt auch gegenteilige Berichte.

Die meisten MS-Seiten berichten Folgendes: Während hohe Temperaturen und intensive UV-Strahlung im Sommer die Symptome verstärken, verläuft die Erkrankung im Winter milder. Krankheitsschübe sind im Sommer häufiger als im Winter.

Fakt ist ja aber im Endeffekt immer das Gefühl, das WIR selbst haben.

Im Sommer gibt es das sogenannte „Uhthoff-Phänomen": hier verschlechtern sich auf Grund der steigenden Temperaturen gerne mal alle MS-Symptome.

Also könnte man sich ja, wenn man von Uhthoff betroffen ist, auf den Winter freuen – meint man.

Bei vielen MS-Betroffenen kann sich aber auch durch Kälte die MS-Symptomatik verstärken. Gefühlsstörungen lassen Hände und Füße häufig eiskalt erscheinen. Niedriger Blutdruck aufgrund von MS-bedingter Fatigue oder Bewegungsmangel durch körperliche Beeinträchtigungen können das Kälteempfinden verstärken.

Viele MS'ler berichten von Schmerzen oder Spastiken wenn die klirrende Kälte mit Feuchtigkeit Einzug hält.

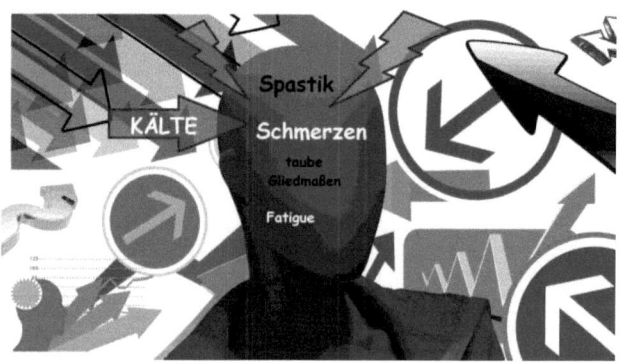

Viele MS`ler berichten:

- Krampfhäufungen bei Kälte
- Muskel- und Nervenschmerzen
- Muskelzittern
- Mehr Spastiken (Und sind die Muskeln steif, ist alles andere ebenfalls mehr verspannt)
- Beine fühlen sich ganz steif an und man hat ständig zermürbende Nervenschmerzen in den Beinen
- Ständiges Zittern in Händen, Armen, Beinen usw.

Oft ist es auch problematisch, wenn man von der Kälte in die warme Wohnung kommt. Dann kann es gar passieren, dass sich urplötzlich „Herr Uhthoff" zeigt; man kann Schweißausbrüche bekommen und somit verschlechtern sich womöglich MS-Symptome.

Bei Kälte sind auch die „Anlaufschwierigkeiten" und der Muskeltonus erheblich höher.

Bei nass-kaltem Wetter scheint es ganz besonders schwierig: Ein Befragter sagte, er laufe dann wie ein „Teletubbie". ☺

Es gibt sogar Berichte, dass man noch mehr als sonst mit dieser absolut bleiernen Müdigkeit (FATIGUE) zu kämpfen hat, wenn z.B. Schnee fällt. Dies erscheint merkwürdig, da die meisten MS`ler eher bei Hitze Probleme haben, aber bei MS ist offensichtlich alles möglich.

FAZIT: Wenn es zu kalt ist, ist dies für manche MS`ler nicht gut (wegen der genannten Symptome), wenn es aber zu warm ist, geht es ihnen ebenfalls nicht gut (Uhthoff-Phänomen).

Viele Betroffene haben ein sehr enges Temperaturfenster zwischen 20 und 24 Grad. Darunter und darüber geht nichts. Die ist KEINE Willkür, sondern eines der vielen MS-Symptome, absolut ernst zu nehmen und nicht als Simulation zu bewerten!

Können Infektionen
einen Schub auslösen?

Diese Grafik zeigt es klar und deshalb ist es auch unmittelbar einsichtig, dass es notwendig sein kann, sich vor einer Infektion zu schützen und sie ernst zu nehmen.

Können Infektionen einen MS-Schub auslösen?

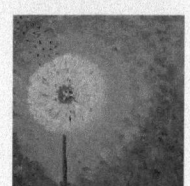

Ja.

Infektionen gelten als sogenannte Trigger-Faktoren,

das heißt, sie erhöhen das Risiko für

einen Schub der Multiplen Sklerose.

Das bedeutet zum Glück nicht, dass Sie bei jeder Infektion
mit einem neuen Schub Ihrer MS rechnen müssen.
Aber die Wahrscheinlichkeit ist statistisch erhöht.
Vor allem in der Zeit kurz nach einem Infekt,
z.B. einer Grippe oder einer Magen-Darm-Virus-Infektion,
nimmt die Schubhäufigkeit zu.

Warum das so ist, ist noch nicht endgültig geklärt.

Autorin: Dr. med. Julia Hofmann http://www.navigator-medizin.de/multiple_sklerose/die-wichtigsten-fragen-und-antworten-zu-multiple-sklerose/ms-schub/408-koennen-infektionen-einen-ms-schub-ausloesen.html

©2014 MULTIPLE-ARTS.com

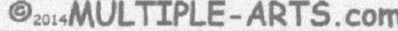

Sind grippale Infekte bei MS harmlos?

Dazu habe ich einen Text geschrieben, den ich an dieser Stelle einfügen möchte.

Zuvor die Grafik dazu:

Grippaler Infekt und MS

"Die Ursache ist auf einen Leistungsabbau der Nervenfasern bei erhöhter Körpertemperatur, d.h. bei Fieber, zurückzuführen. Typische MS-Symptome wie Spastik, schlechteres Sehen, Schmerzen, oder auch Fatigue (anfallsartige Müdigkeit) können bei einer Grippe, oder einem Infekt so stark auftreten, dass die Betroffenen häufig zunächst an einen Schub denken.' (aktiv-mit-ms.de)

Bei MS kann es während eines grippalen Infektes sein, dass

1.: sich die alten Symptome verschlimmern
2.: Das Uthoff-Phänomen auftritt (= Pseudoschub)
3.: es auf Grund des Infektes zu einem Schub kommt und vorübergehende oder auch dauerhafte Beeinträchtigungen zurück bleiben !!!

Ein grippaler Infekt kann für einen MS`ler eine ernstzunehmende Bedrohung darstellen! Deshalb ist es auch kein lächerliches Verhalten, sich vor Ansteckung zu schützen, sondern eine NOTWENDIGKEIT!!!

©2014 MULTIPLE-ARTS.com

Zum Thema Infekte auf YouTube:
https://www.youtube.com/watch?v=nUKHIS3LOm8

*MS und Fieber/ Erkältung

Ein grippaler Infekt ist niemals schön. Er beeinträchtigt jeden, der sich mit ihm herumschlagen muss und man fühlt sich häufig einfach nur elend.

Ein ansonsten Gesunder steckt eine Erkältung aber gut weg: Ruhe und Medikamente und - wie der alte Volksmund sagt: „Ein Schnupfen kommt 7 Tage und geht 7 Tage" - so kann man sich auch im Normalfall darauf verlassen.

Menschen aber, die unter einer chronischen Erkrankung wie MS leiden, stecken eine Erkältung unter Umständen nicht so gut weg und vor allem lauern ernstzunehmende Gefahren. Das Immunsystem ist bei MS sowieso geschwächt (oder „überstimuliert") und greift sich selbst an. Wie also soll es „vernünftig" mit einem Virus umgehen können?!?

Warum ist es mit MS besonders sinnvoll, sich vor Erkältungen und Infektionen zu schützen?

Infektionen wie Grippe, schwere Erkältungen oder Magen-Darm-Entzündungen beeinflussen das Immunsystem und können zur vorübergehenden Zunahme von Beschwerden führen Das muss nicht passieren, aber es kann passieren.

In seltenen Fällen können solche Infekte sogar einen MS-Schub auslösen.

Deshalb ist es sinnvoll, sich vor Infekten so gut wie möglich zu schützen. Hilfreich sind z.B. häufiges Händewaschen und das Vermeiden des Kontakts zu Kranken.

Allerdings sollte man es auch nicht übertreiben. Einen kompletten Schutz vor Erkältungen und ähnlichen lästigen Infekten gibt es nicht und eine Quarantäne mit Ausschluss sozialer Kontakte, bloß um sich nicht anzustecken, ist natürlich Quatsch. Um es noch einmal ganz klar zu sagen: Nicht jeder Infekt führt zu einem Schub, lediglich das Risiko ist erhöht. Es geht hier mehr darum, den offensichtlichen Ansteckungsquellen aus dem Weg zu gehen, also zum Beispiel mit dem erkälteten Freund mal ein paar Tage aufs Schmusen zu verzichten.

Autor: Dr. med. Jörg Zorn (http://www.navigator-medizin.de/multiple_sklerose/die-wichtigsten-fragen-und-antworten-zu-multiple-sklerose/alltag-mit-ms/erkaeltungen-und-andere-infekte/629-warum-ist-es-mit-ms-besonders-sinnvoll-sich-vor-erkaeltungen-und-infektionen-zu-schuetzen.html)

©2014 MULTIPLE-ARTS.com

Im besten Fall schafft es das Immunsystem irgendwie, im schlechtesten Fall kann sich aus einer an sich harmlosen Erkältung ein heftiger Schub entwickeln, der zu einer drastischen Verschlimmerung der MS führen kann und somit großen Einfluss auf die bestehenden Beeinträchtigungen hat. Genauso können sich auch neue Handicaps entwickeln.

Des Weiteren gibt es bei Fieber oder Erkältungen noch das sogenannte Uthoff-Phänomen: bei Wärme (wie Fieber und erhöhter Temperatur) können sich alle MS-Symptome verschlechtern. Diese können so stark sein, dass der Betroffene Angst hat, ein neuer Schub sei im Anmarsch – oft handelt es sich dann aber „nur" um einen „Pseudo-Schub": das Uhthoff-Phänomen.

Wenn man diese Zeilen liest, wird einem schnell klar, dass eine harmlose Erkältung für MS`ler eine echte Bedrohung darstellen kann.

Ich kenne viele MS`ler, die direkt nach dem Abklingen der Erkältungs-Symptome einen heftigen Schub bekamen. Kein Wunder also, wenn sich diese MS`ler vor einer Erkältung fürchten und es ist kein MS`ler ein Hypochonder, wenn er versucht, einem grippalen Infekt aus dem Weg zu gehen: Es ist eine Notwendigkeit!

Auch die Verschlechterungen der MS-Symptome während eines solchen Infektes sind schrecklich. Denn zu dem Infekt an sich, unter dem auch manch Gesunder sehr leidet, **haben wir MS`ler dann noch eine sehr präsente MS!**

Der Gang zur Toilette kann zum Marathon werden, da die Beine unendlich schwer sind, wie mit Blei behangen. Das Umdrehen im Bett kann ein Kraftakt werden, weil wir doppelte Schmerzen haben: die Gliederschmerzen des Infektes und die MS-Schmerzen.

Kraftlosigkeit ist sowieso eines der Symptome, mit dem viele MS`ler zu kämpfen haben. Kraft und Infekt schließen sich ebenfalls aus. Wenn sich also ein MS`ler sein MS-Leben lang sowieso schon so fühlt, als habe er eine schwere Grippe, weil er so völlig erschöpft und kraftlos ist, wie fühlt er sich dann, wenn er tatsächlich noch einen Infekt hat?! Er fühlt sich unter Umständen schlicht und ergreifend furchtbar, erschlagen, hilflos und KRANK. **Doppelt krank!** Ausgeliefert und kaum fähig, sich adäquat um sich selbst zu sorgen.

„Bei der MS ist es nicht ungewöhnlich, dass sich die Symptome während einer Grippe-Infektion verschlimmern können. Die Ursache ist auf einen Leistungsabbau der Nervenfasern bei erhöhter Körpertemperatur, d. h. bei Fieber, zurückzuführen. Typische MS-Symptome wie Spastik, schlechteres Sehen, Schmerzen oder auch Fatigue (anfallsartige Müdigkeit) können bei einer Grippe oder einem Infekt so stark auftreten, dass die Betroffenen häufig zunächst an einen Schub denken. Fiebermessen und eine Untersuchung beim behandelnden Arzt kann Klarheit verschaffen. Auf jeden Fall sollte eine Grippe oder ein grippaler Infekt behandelt werden." (http://www.aktiv-mit-ms.de/ms-leben/ms-ernaehrung-gesundheit/detail/artikel/echte-grippe-oder-nur-erkaeltet/)

Husten wird zum Kraftakt und selbst eine „nur" verstopfte Nase entkräftet uns.

Deshalb ist es so wichtig, sich während eines Infektes wirklich zu schonen, zur Ruhe zu kommen und - falls man noch berufstätig ist - sich auch eine Auszeit zu gönnen. Mit MS ist ein grippaler Infekt schon längst keine Kleinigkeit mehr, sondern eine Bedrohung.

Glücklicher Weise reagiert nicht jeder MS`ler so heftig auf einen Infekt, aber selbst, wenn es bis jetzt nicht so war, kann es ab heute wieder anders sein.

Und an alle Angehörigen geht meine innige BITTE: Bitte nehmt es ernst, wenn es uns während eines Infektes so elend geht. Wir leben mit einer **Doppelbelastung** und ein Infekt kann bei MS wirklich verheerende Folgen haben.

Danke! ☺

Wenn wir uns ausruhen
und auch evtl. einmal
einen ganzen Tag liegen
müssen, ist es wichtig,
uns immer wieder zu sagen, dass wir
nicht etwa einen "Tag vergeuden",
sondern dass es eine dringende
Notwendigeit für uns ist + dass wir
dies **BRAUCHEN**, um wieder
aufstehen zu **können!!!**

©2014MULTIPLE-ARTS.com

Was ist Dysphagie?

Dysphagie ist eine **Schluckstörung**, die in besonderen Fällen bei MS auftreten kann und eventuell auch von einem Logopäden behandelt werden kann.

Dysphagie

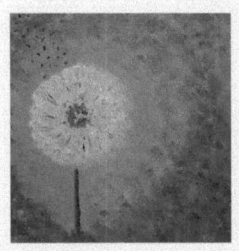

E_{ine} **Dysphagie** oder **Schluckstörung**

tritt bei Multiple Sklerose leider immer

wieder auf.

Z.B., wenn die am Schluckakt beteiligten Strukturen in ihrer Funktion bzw. deren Zusammenwirken beeinträchtigt sind.

Die Dysphagie kann mit oder ohne Schmerzen einhergehen und ist erst einmal eines der unsichtbaren Symptome, das erst spürbar wird, wenn Außenstehende das

Malheur des Nicht-Schlucken-Könnens

mitbekommen.

Eine baldige Abklärung durch den Neurologen ist sinnvoll.

©2014 MULTIPLE-ARTS.com

Was ist Dysphasie?

Dysphasie ist der Ausdruck dafür, wenn jemand bei MS Schwierigkeiten hat, die richtigen Worte zu finden (= auch „Wortfindungsstörungen").

Dysphasie

ist der medizinische Ausdruck
für z.B. die Schwierigkeit,
die richtigen Worte zu finden
oder Sätze formulieren und bilden
zu können.
Es ist ein bekanntes Symptom bei MS.

©2014MULTIPLE-ARTS.com

Darf man mit MS Haustiere haben?

Wenn man keine Allergie oder sonstige Einschränkungen in Bezug auf Haustiere hat, spricht bei den üblichen Tieren/Rassen definitiv nichts dagegen. Dies kann man in allen möglichen Foren nachlesen.

Ich habe seit ein paar Jahren einen Mischlings-Hund adoptiert, der mein/unser Leben enorm bereichert hat und der mein bester Kumpel, Weggefährte und absoluter Seelenhund ist und mir, meiner Fatigue und MS unglaublich gut tut. ☺

Kann man mit MS Sport treiben?

Ein klares JA: Man kann gerne Sport treiben (wenn es der Gesundheitszustand zulässt) und man sollte sich für eine Sportart entscheiden, die dem körperlichen Zustand angepasst erscheint.

Sport/Bewegung hilft auch gegen Fatigue und Depressionen. Allerdings muss man auch klar seine Grenzen erkennen. Mein geliebtes Schwimmen ist für mich auf Grund der Fatigue und meines beeinträchtigten Gleichgewichtssinns nicht mehr gut möglich - dafür versuche ich täglich eine möglichst „große" Runde mit meinem Hund zu laufen, die ich meiner Tagesform anpasse.

Darf man mit MS Kinder bekommen?

Die Empfängnisfähigkeit ist bei Frauen mit MS ebenso wenig eingeschränkt, wie die Zeugungsfähigkeit bei Männern. Deshalb müssen sich Paare mit einem MS-kranken Partner genauso Gedanken über Verhütung machen, wie alle anderen Paare auch. Für MS`ler sind mehr oder weniger alle handelsüblichen Verhütungsmethoden geeignet.

Zu beachten ist allerdings Folgendes: da manche MS-Medikamente einen Einfluss auf die Körpertemperatur haben können, werden Methoden, die auf einer Messung der Körpertemperatur beruhen, nicht empfohlen.

Eine Schwangerschaft ist ebenfalls kein Problem und kann sogar einen gewissen Schutz darstellen.

Zu berücksichtigen bei der Planung sind eventuell eine mangelnde Mobilität oder andere Beeinträchtigungen eines Partners. Aber es spricht prinzipiell nichts gegen eine Elternschaft.

Darf man mit MS Auto fahren?

Solange keine Beeinträchtigungen körperlicher oder geistiger Art bestehen, oder man nicht durch Medikamente beeinträchtigt ist und man insgesamt fit genug zum Autofahren ist, spricht sicherlich nichts dagegen.

Es ist mit Sicherheit gut, wenn man selbst eine gute Verantwortung übernimmt und niemanden – weder sich selbst noch andere – gefährdet. Dazu gehört eine gute Selbst-Reflektion und ein gesundes Selbstbewusstsein. Nein zu sagen, kann Stärke zeigen.

Ich selbst fahre gerne Auto und würde nicht gerne darauf verzichten. An einem schlechten MS-Tag würde ich aber niemals mit dem Auto fahren. Ebenso weiß ich, dass mich längere Strecken zu sehr ermüden.

Können Kinder schon MS bekommen?

Ja, leider bekommen auch schon kleine Kinder MS. Das ist zum Glück noch recht selten, aber es tritt immer wieder auf. Ebenso können größere Kinder und Jugendliche an MS erkranken. Hier sind besondere Absprachen mit dem Neurologen notwendig, da manche Medikamente nicht verabreicht werden können, nicht zugelassen sind und einiges zu beachten ist.

Was sind Vorurteile bei MS?

Manchmal können die Aussagen von anderen wirklich gemein und sehr verletzend sein.

MS`ler begegnen leider immer noch vielen Vorurteilen und deshalb möchte ich mal mit den gängigsten Vorurteilen aufräumen.

Unwissenheit fördert leider Vorurteile, deshalb ist Aufklärung rund um die MS so wichtig.

Vorurteile:

„MS ist ansteckend"

Die Ursache für MS ist zwar immer noch ungeklärt, aber Forscher vermuten, dass es ein Zusammenspiel aus genetischen Komponenten und Umweltbedingungen gibt.

SICHER ist aber bewiesen, dass MS ist nicht ansteckend ist.

„Alle MS`ler landen im Rollstuhl"

Nur weniger als 30 Prozent der MS`ler landen im Rollstuhl oder leiden an Gefühlstörungen in den Beinen.

18 % kämpfen mit Unsicherheiten beim Gehen und stehen.

10 % zeigen Gangstörungen aufgrund von Spastiken.

Trotzdem wird nicht einmal die Hälfte aller Betroffenen irgendwann auf einen Rollstuhl angewiesen sein. (https://www.leben-mit-ms.de/vorurteile-bei-ms/)

„MS verläuft tödlich"

MS ist eine entzündliche und chronische Erkrankung (des „Zentralen Nervensystems - ZNS) und ist leider bis jetzt unheilbar. Die möglichen Symptome und Beeinträchtigungen können Betroffene stark einschränken.

Trotz alldem versterben MS-Patienten (in der Regel) nicht früher als gesunde Menschen. (https://www.leben-mit-ms.de/vorurteile-bei-ms/)

„Mit MS kann man keine Kinder bekommen"

Das ist leider ein weit verbreiteter Irrtum. Viele Frauen denken, dass sie aufgrund ihrer MS-Erkrankung keine Kinder bekommen können. Zum Glück beeinflusst die MS die Fruchtbarkeit sowohl bei Frauen als auch bei Männern nicht!

Auch der Schwangerschaftsverlauf von MS`lerinnen ist dem von gesunden Frauen ähnlich. Weder bei der Geburt noch beim Stillen sind Einschränkungen bekannt.

Allerdings ist es wichtig, dass man sich bei einer geplanten Schwangerschaft ausführlich mit seinem Neurologen bespricht, da es ja eventuell auch um das rechtzeitige Absetzen von Medikamenten geht.

„MS ist eine psychische Erkrankung"

MS ist eine Erkrankung des ZNS, aber sie ist keine psychische Erkrankung. Die Entzündungsherde sind im MRT nachweisbar.

„MS führt zwangsläufig zur Lähmung"

Auch das ist ein Irrtum. Nur ein kleiner Prozentteil von MS`lern hat mit dauerhaften Lähmungen zu tun.

„MS ist Muskelschwund"

Nein, MS ist kein Muskelschwund. MS ist Multiple Sklerose.

„Mit MS kann man keinen Spaß mehr haben"

Es gibt unterschiedliche Verläufe und sicherlich somit auch verschiedene Schweregrade der Erkrankung. Aber ganz oft ist es eine Sache der Einstellung zum Leben und zu seinen Beeinträchtigungen, die den Lebenssinn ausmachen.

Ich kenne einige schwerstbetroffene pflegebedürftige MS`ler, die Spaß an ihrem Leben haben.

„Wenn man MS nicht sieht, ist sie auch nicht da"

Falsch: es gibt sehr viele **unsichtbare** Symptome bei MS, die zum Teil sogar lebenseinschränkender sind als die sichtbaren Symptome.

FAZIT:

- ✓ **Mit MS ist das Leben nicht zu Ende – in vielerlei Hinsicht nicht!**
- ✓ **Es ist lediglich ein neuer Anfang!**

Mein YouTube-Video dazu:
https://www.youtube.com/edit?o=U&video_id=Nu5VwzHh6O0

Wie komme ich gegen Vorurteile an?

Es ist manchmal wirklich schwer, sich ausgesprochenen Vorurteilen gegenüber ruhig zu verhalten. Entweder sind sie verletzend und eventuell auch boshaft gemeint (wie z.B. auch der Satz: „Stelle Dich nicht so an, es gibt Schlimmeres!"), oder sie werden aus Unwissenheit geäußert. Je nachdem, kann so etwas auch im schlimmsten Fall zur emotionalen Fatigue oder Depression, sowie zur sozialen Isolierung führen, da man sich nicht mehr traut in Gesellschaft zu sein.

Sinnvoll ist es immer, dass man es schafft ruhig zu bleiben und möglichst gelassen zu reagieren. (Aber auch das schafft man nicht immer und auch das ist dann OK!).

Wichtig ist allerdings, dass wir diese Vorurteile richtig stellen – das ist Aufklärung! Denn damit schützen wir uns selbst und ebenso andere MS`ler. Inklusion fängt bei uns selbst an.

Wenn Sie es schaffen ruhig zu bleiben, gar noch zu lächeln und Ihr Gegenüber in aller Gelassenheit zu fragen, wie er denn zu dieser Information gelangt sei, haben Sie ihm bereits den Wind aus den Segeln genommen. Zu lächeln und freundlich zu bleiben sind immer die besten Entgegnungen. Auch Humor ist hilfreich, wenn man beispielsweise als Gegenfrage fragt, ob die „Weisheit" aus Omas Kochbuch sei, oder ob er (beispielsweise bei dem Vorurteil „Ansteckung") eventuell MS mit Windpocken verwechselt hätte oder gar Arzt sei.

Einfach ist das nicht – das erlebe ich auch oft. Aber wir können ja immer noch dazu lernen und üben üben üben. ☺

Was man immer entgegnen kann, ist: „Auch wenn MS leider noch nicht vollständig erforscht ist – wissen die Forscher mit Sicherheit, dass MS „nicht ansteckend" ist!".

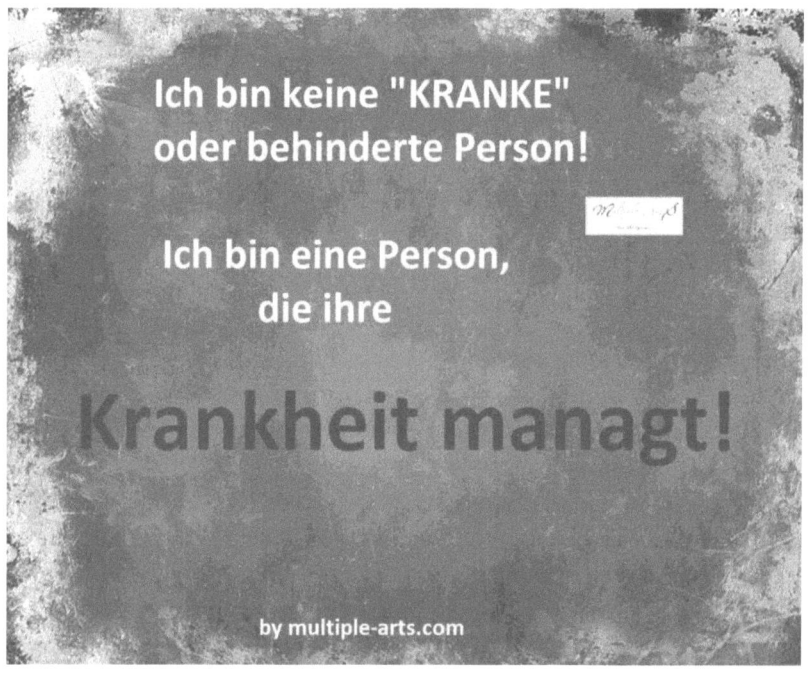

Was ist das „Radiologisch isolierte Syndrom"? (RIS)

Das „Radiologisch Isolierte Syndrom" (RIS) als Indikator
„Einige Menschen haben spezifische „klinisch stille" Läsionen (Bereiche entzündeten oder zerstörten Gewebes), was bedeutet, dass sie keine Symptome verspüren. Die Läsionen allerdings sind bereits im MRT sichtbar. Dieses Phänomen nennt man „radiologisch isoliertes Syndrom" (RIS) – genau wie ein CIS kann es sich in eine MS weiterentwickeln, muss aber nicht. Die Forschung widmet dem RIS zunehmend Aufmerksamkeit und es ist bereits eine Debatte darüber entflammt, ob Menschen mit RIS ebenfalls von einer Frühtherapie mit krankheitsmodifizierenden Medikamenten profitieren könnten."
(© DMSG-Bundesverband)

Fazit:
„Bei Menschen mit einem RIS tritt eine PPMS mit der gleichen Häufigkeit auf, wie es insgesamt bei MS berichtet wird - auch in altersabhängigem Zusammenhang. Daneben sind das männliche Geschlecht sowie ein eindeutiger Nachweis von Läsionen im Rückenmark von großer Bedeutung für eine Voraussage hinsichtlich PPMS. Durch die Einbeziehung von RIS-Patienten konnte ein seltener Einblick in frühe Krankheitsstadien gefunden werden, was die Bedeutung von Forschungen zum Thema „radiologisch isoliertes Syndrom" noch erhöht."
(https://www.dmsg.de/multiple-sklerose-news/ms-forschung/news-article/News/detail/multiple-sklerose-radiologisch-isoliertes-syndrom-kann-erste-anhaltspunkte-liefern/?no_cache=1&cHash=ee267a95c1e30a88c33d2fd4450406da)

Was ist ein CIS?

Das „Klinisch isolierte Syndrom" (CIS)
„Bei einem klinisch isolierten Syndrom (engl. clinically isolated syndrome, kurz CIS) handelt es sich um eine neurologische Funktionsstörung, die sich auf die Schädigung (Läsion)) eines umschriebenen Ortes im Zentralnervensystem (ZNS) zurückführen lässt. Die Symptomatik tritt dabei im Sinne eines Schubes auf. Dies bedeutet, dass das

Symptom sich subakut (innerhalb von Stunden bis Tagen) entwickelt und ihm eine entzündlich- entmarkende Schädigung im ZNS zugrunde liegt.

Typische Beispiele für Symptome, die im Rahmen eines CIS auftreten, sind Sehstörungen (Sehnerv-Entzündungen)) und Störungen der Gefühlsempfindungen (denen eine spinale Lokalisation der Schädigung zugrunde liegen kann). Läsionen im Hirnstamm können eine große Bandbreite von Symptomen hervorrufen. Bei etwa 50 % der Patienten mit einer isolierten Sehnerv-Entzündung entwickelt sich im weiteren Verlauf eine klinisch sichere MS. Die Mc Donald-Kriterien geben an, wie der Nachweis einer räumlichen und zeitlichen Verteilung der Entzündungsherde, der für die Diagnose einer MS notwendig ist, zu führen ist."

(https://de.wikipedia.org/wiki/Klinisch_isoliertes_Syndrom) Stand 08.2017

Hat man JUCKREIZ bei MS?

Juckreiz bei MS gehört zur Kategorie „Sensibilitäts-Störungen".

Dass Sensibilitäts-Störungen mehr als unangenehm und störend sein können und sie noch dazu unsichtbar sind, weiß jeder, der sie kennt.

Max von Frey, österreichisch-deutscher Physiologe, bezeichnete den **Juckreiz** als den **„kleinen Bruder des Schmerzes".**

(http://news.doccheck.com/de/48220/pruritus-wen-juckts/) Stand 08.2017

Diese Bezeichnung finde ich sehr treffend, denn es ist ein wirklich schreckliches Symptom, das sehr schnell entnerven kann.

Juckreiz ist ein Gefühl kribbelnder oder gereizter Haut, das bei dem MS-Patienten das Bedürfnis hervorruft, die betroffene Stelle zu kratzen. Juckreiz (auch Pruritus genannt) kann unvermittelt auftreten und ziemlich intensiv sein. Normalerweise dauert er jedoch nicht sehr lange an. Er kann an jeder Stelle des Körpers und des Gesichts auftreten. Juckreiz bei MS unterscheidet sich von normalem Juckreiz, weil eine Reizung oder ein Ausschlag auf der Haut fehlen.

(http://www.meinalltagmitms.de/symptom/sensibilitaetsstoerungen-ms-symptome).

DAS ist auch der Hauptunterschied, zu einem Juckreiz bei beispielsweise einem Mückenstich: hier gibt es einen sichtbaren Auslöser. Bei dem MS-Juckreiz fehlt dieser, da er von den „zerstörten Nervenleitbahnen" ausgeht.

Des Weiteren gibt es das Kribbeln, welches ein lästiges, kitzelndes Gefühl an einem beliebigen Bereich des Körpers ist und das ebenfalls nicht durch externe Reize (Hautreizung) oder schlechte Durchblutung („eingeschlafene Beine") ausgelöst wird.

Auch das sogenannte Brennen kennen viele MS`ler - es ist ein Gefühl wie bei Sonnenbrand. Diese Sensibilitätsstörungen können an jeder Körperstelle auftreten, werden jedoch meistens an den Fingern, Händen, Füßen, Armen oder Beinen wahrgenommen.

(nach: http://www.meinalltagmitms.de/symptom/sensibilitaetsstoerungen-ms-symptome) Stand 08.2017

So kann ein Juckreiz kann also im Rahmen neurologischer Erkrankungen auftreten und auch ein MS-Schub könnte mit solchen Symptomen beginnen oder einhergehen.

Warum treten Magen-Darm-Probleme bei MS auf?

„Die Verdauungsfunktionen werden zum Teil über Nervenimpulse gesteuert, die vom zentralen Nervensystem ausgehen.

Wie bei allen bei MS auftretenden Symptomen sind auch Magen-Darm-Probleme auf den Abbau der Myelinscheide (eine isolierende Außenhülle, welche die Nervenzellen und- fasern umgibt und ihre korrekte Funktionsweise ermöglicht) und der Nervenfasern selbst zurückzuführen. Dies führt zu einer entsprechenden Verschlechterung des Signals, das von den Neuronen übermittelt wird (diese sind für die Übertragung der Impulse vom Gehirn und dem Rückenmark an die Darmmuskeln zuständig).

Die Demyelinisierung, ein typisches Merkmal von MS, kann die Übermittlung der Nervenimpulse stören und infolgedessen die Darmmotilität beeinträchtigen. So kann es unter anderem zu Magen-Darm-Problemen wie Verstopfung, Durchfall oder Inkontinenz kommen.

Verstopfung ist die Folge von Veränderungen im Nervensystem, welche die korrekte Funktionsweise der für die Magenmotilität notwendigen Muskeln verhindern. Eine Schwäche der Bauchmuskeln oder Spastik der Beckenbodenmuskeln sind beispielhafte Gründe einer veränderten Magenmotilität.

Auf der anderen Seite ist Durchfall auf eine übermäßige Magenmotilität und die Unfähigkeit, die notwendige Wassermenge zur Formung des Stuhls zu absorbieren, zurückzuführen.

Darminkontinenz schließlich kann durch Veränderungen in den Nervenimpulsen zur Steuerung der Schließmuskeln ausgelöst werden. Das gilt ebenso für Harninkontinenz."

(http://www.meinalltagmitms.de/symptom/magen-darm-probleme-ms-grund)

Kann Stress einen Schub auslösen?

Die Gelehrten sin sich uneinig, ob ein Schub von Stress ausgelöst werden kann. Klar ist, dass dauerhafter Stress langfristig krank macht. Das gilt im besonderen Maße für Menschen mit MS und klar scheint auch, dass akuter Stress das Schubrisiko erhöhen kann.

Daher sollten MS-Betroffene die gefährlichen Stressauslöser meiden und sehr sensibel auf Anzeichen von Stress in ihrem Körper achten.

Stress entsteht, wenn man sich in einer Situation ausgeliefert sieht und man glaubt sie nicht beeinflussen zu können. Ob eine Situation bei jemanden Stress auslöst, hängt davon ab, wie derjenige diese beurteilt.

Immerhin haben viele MS`ler eine Zunahme der MS-spezifischen Symptome während sie unter Stress stehen. Dies könnte unter anderem auf den vermehrten Verbrauch an Energie zurückzuführen sein, der in solchen Momenten erhöht ist.

Bei mir war Stress immer der Auslöser für einen neuen Schub!

Kann die MS „einschlafen"?

Man sagt: „Die MS schläft nie"!

Es gibt Phasen, in denen sie stiller ist und man keine neuen Symptome dazu bekommt, allerdings ist sie im Untergrund immer aktiv. Manchmal bilden sich auch neue Läsionen an „neurologisch unbedeutenden Stellen", sodass man sie nicht bemerkt.

Ein Schub ist immer nur die Spitze eines Eisberges.

Das heißt, man kann sich freuen und die Zeit genießen, in der die MS scheinbar nicht aktiv ist, aber man sollte sich niemals darauf verlassen.

Was ist eine Kortison-Stoß-Therapie?

Kortikoide (Kortison) sind Hormone der Nebennierenrinde.

Kortison wird als Standardtherapie bei einem akuten MS-Schub gegeben.

Es wird meist mittels intravenöser Infusion verabreicht – üblicher Weise in einer Dosierung von 1000mg an drei oder fünf aufeinander folgenden Tagen. Dies kann stationär oder ambulant beim Neurologen erfolgen. Die Glukokortikoide hemmen den Entzündungsprozess und das Immunsystem. Sie wirken direkt auf die beim MS-Schub vorliegende Störung der Blut-Hirn-Schranke ein.

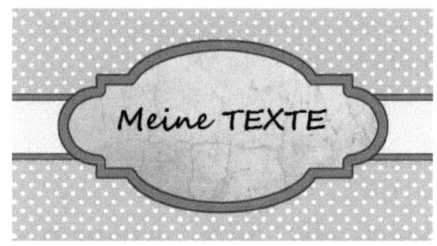

Meine TEXTE

*Wisst Ihr..., es ist anders mit einer chronischen Krankheit....

Wisst ihr, es ist anstrengend mit einer chronischen Krankheit. Nichts ist noch, wie es einmal war.

Es ist trotzdem meist ein gutes Leben, auch ein lebendiges Leben, aber es ist anders lebendig.

Anders.

Wisst Ihr, es ist manchmal schwer, wenn wir auf so Vieles verzichten müssen...

Wisst Ihr, es ist manchmal nicht einfach, sich auf ein Ereignis zu freuen, wenn man Angst haben muss, es nicht zu schaffen....

Wisst Ihr, es tut weh, wenn man die eigenen Kräfte schwinden sieht....

Wisst Ihr, es schmerzt, wenn man gerne die Energie eines Gleichaltrigen hätte und sie definitiv niemals mehr haben wird....

Wisst Ihr, es ist unendlich traurig, wenn man als Mutter gerne mehr für seine Kinder tun würde und es einfach nicht KANN....

Wisst Ihr, es ist schön zu leben – auch wenn es anders ist.

Wisst Ihr, es entmutigt manchmal, dass man so kraftlos ist und sich nicht mehr auf seine gewohnte/alte Kraft verlassen kann....

Wisst Ihr, es schmerzt, wenn wir spüren, dass uns der eigene Körper im Stich lässt....

Wisst Ihr, es ist großartig, was wir trotzdem noch alles leisten können....

Wisst Ihr, manchmal sind wir verzweifelt...

Wisst Ihr, wir würden gerne NORMAL am Leben teilhaben können....

Wisst Ihr, wir würden viel darum geben, nicht immer ein Energiemanagement betreiben zu müssen, um an einer Veranstaltung teilhaben zu können…

Wisst Ihr, es wäre so einfach, schnell eine Toilette ohne viele Treppenstufen erreichen zu können….

Wisst Ihr, wir lieben unser Leben trotzdem….

Wisst Ihr, es ist manchmal erniedrigend, sich rechtfertigen zu müssen….

Wisst Ihr, es tut sehr weh, wenn wir mit den unsichtbaren Symptomen nicht ernst genommen werden….

Wisst Ihr, wir würden gerne einfach nur mal einen unbeschwerten Tag erleben….

Wisst Ihr, es gäbe so viel zu erzählen und doch möchten wir nur eins: in guter Lebensqualität leben….

Wisst Ihr, wir sind dankbar, wenn man uns dabei hilft….

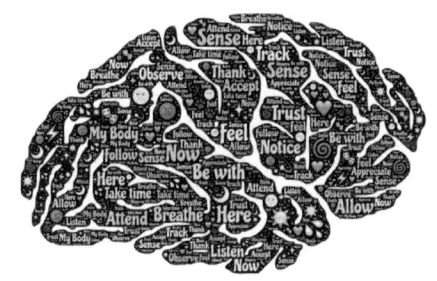

Wisst Ihr…,

es ist anders

mit einer

chronischen

Krankheit….

*Uhthoff nervt nervt nervt!

Wenn der Kreislauf spinnt und Schwindel Einzug hält; wenn die Beine noch wackeliger sind als sonst; wenn die Koordination spinnt und die Augen nur noch verschwommen sehen und mit Blitz-Feuerwerken „beschenkt" werden; wenn Übelkeit aufkommt; wenn die Kraftlosigkeit noch kraftloser wird und jede Bewegung zur Hölle wird – und das bei sehr tauben Gliedmaßen; wenn man nur noch ein Häufchen Elend ist und der Darm noch grummelt…. (und man noch publikumswirksam umkippt) - Dann! Dann weiß man, dass Herr Uhthoff zu Gast ist!

Er nervt, er stört und raubt die letzte so sorgsam aufgesparte Energie; er macht ein 2-minütiges Gassi-Gehen zum Gipfel-Marathon und lässt den einst geliebten Sommer zum Horror-Szenario werden. Hallo MS; Hallo Uhthoff und Hallo Einbuße der Lebensqualität! Ich bin es wirklich leid, so richtig LEID! Hier zeigt die MS eine äußerst boshafte Fratze, die so gehässig ist, dass ich momentan wirklich nichts Gutes in ihr sehen kann. Also ab ins Kühle, kalte Getränke zu sich nehmen und ausharren. Wenn möglich in Würde – auch wenn ich diese gerade suche! ☺

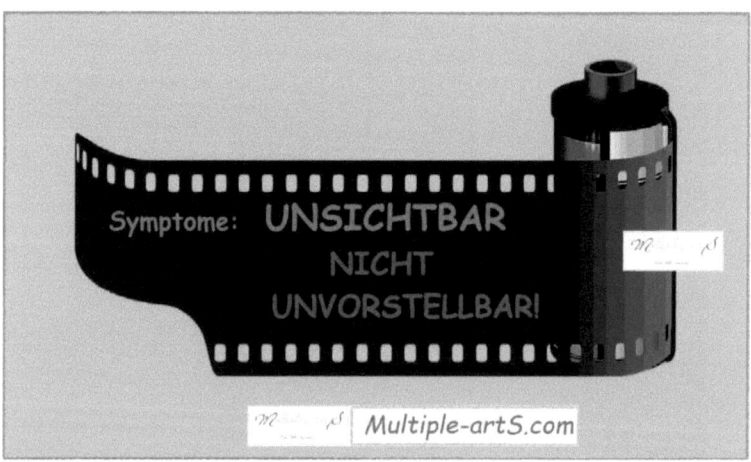

*„So schlecht kann es ihr ja nicht gehen, wenn sie sooo viel macht!"

Diesen und ähnliche Sätze („Du siehst aus wie das blühende Leben!") kennen sicherlich viele chronisch Kranke. Mittlerweile kann ich (zum Glück) nur noch müde darüber lächeln – es mag sich keine Aufregung mehr dazu einstellen und das ist auch gut so. Ich weiß noch, wie verletzend diese Sätze für mich waren, als ich um die Anerkennung meiner Erwerbsminderungsrente gekämpft habe. Mitten im Sturm bekommt man anschuldigend suggeriert, dass man ja „eigentlich" gar keine Verrentung bräuchte.

Wenn Außenstehende so etwas sagen, ist es die eine Sache, wenn es MS`ler sagen, womöglich noch vorwurfsvoll oder neidbesessen, dann ist es eine traurige Angelegenheit.

Wer steckt im Körper des Anderen? Wer kann sich 100%ig vorstellen, wie es dem Anderen geht???

Und wer sieht diese nach außen so starken Menschen in ihren schwachen Minuten? Zuhause, eingeigelt und traurig???

MS ist die Krankheit der 1000 Gesichter und in Gesprächen mit anderen MS`lern stellen wir immer wieder - manchmal gar selbst überrascht - fest, wie unterschiedlich die jeweiligen Symptome sein können. Manchmal könnte man meinen, es handele sich nicht um die gleiche Erkrankung. Der eine sieht von außen betrachtet „unversehrt" aus, kann gut laufen, der andere hinkt, der nächste sitzt im Rollstuhl. Eines vereint sie: ihre Erkrankung MS!

Und wir wissen ja eigentlich auch, dass derjenige, der im Rollstuhl sitzt, vielleicht am wenigsten von anderen Symptomen betroffen ist und umgekehrt. Alles ist möglich! Der Super-Gau ebenso wie das absolut positiv Überraschende.

Es ist wichtig, dass wir diese Unterschiedlichkeiten alle nach „Außen" kommunizieren – um Missverständnissen vorzubeugen, um über eine solche merkwürdige Krankheit aufzuklären und auch, um zu zeigen, was tatsächlich TROTZ dieser so unterschiedlichen Verläufe doch alles möglich ist.

Der Rollstuhlfahrer traut es sich zu, eine weitere Anfahrt via Bahn zu unternehmen, während vielleicht der äußerlich nicht Gehandicapte schon allein bei dem Gedanken an eine Reise eine Fatigue mit allen Anzeichen/Symptomen bekommt. Niemand kann hineinschauen in den andern und es bleibt uns das „ganz natürliche und einfache **Annehmen**" des Anderen – in seiner Ganzheit, mit all seinen Schwächen und vor allem auch mit all seinen Stärken.

Kämpferherzen sind stark – sie leben ihren Alltag TROTZ sichtbarer und/oder unsichtbarer Symptome.

Mir beispielsweise fällt in meinen Ruhepausen, die mein geschwächter (nach außen unversehrter Körper) so dringend einfordert, das Schreiben sehr leicht, weil ich damit auch Vieles verarbeiten kann.… Für andere wäre das undenkbar, so wie es für mich nicht vorstellbar wäre, ein langes Telefonat zu führen. Zum Beispiel! ☺

Also ist mein Fazit: uns geht es manchmal schlecht und auch sehr schlecht, aber wir machen immer das Beste daraus – und geben ein Signal: an unser eigenes ICH, dass wir es packen KÖNNEN und an unsere Angehörigen, **dass wir gewillt sind, es zu schaffen.** Solche Signale sind wichtig und sie zeugen von Zuversicht, Optimismus und Lebensfreude – auch, wenn es andere nicht verstehen können. Soooo schlecht kann es mir gehen und doch arbeite ich daran, es mehr als gut bewältigen zu können. Das ist der Tanz durchs Leben; Hallo MS; Hallo Lebensfreude!

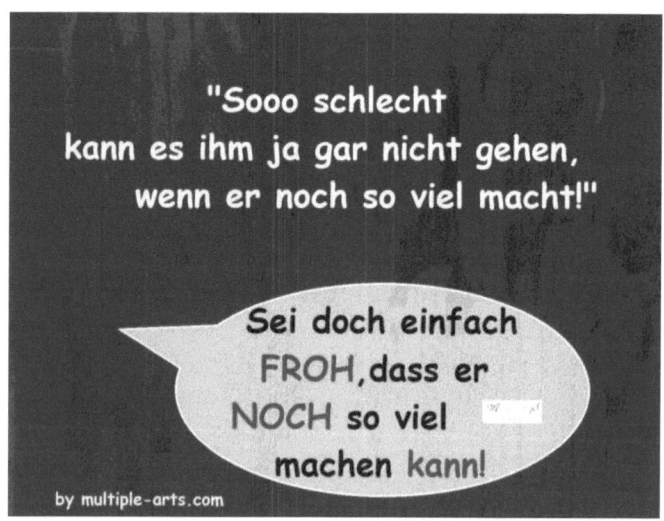

*I love my life ☺ Ich liebe mein Leben ☺

Radio kann inspirieren, naja, es ist vielleicht auch die Musik! ☺
In diesem Fall ein Song von R. Williams: „I love my life!". Ob man nun Fan des Interpreten ist oder nicht – mich hat dieser Titel angesprochen und ich habe mich beim Mit-Trällern erwischt und festgestellt, dass es die Aussage der „Überschrift" ist, die mich fröhlich stimmt: „I love my life!" Ich liebe mein Leben. Ein klares: JA!

Nicht vielleicht, oder manchmal, sondern JA!

Oh ja: auch in meinem Leben gibt es Tiefpunkte, Abstürze und im wahrsten Sinn des Wortes „schwarze Löcher"! (Sogenannte „Black Holes" in meinem MS-Hirn!).

Es gibt Tage, an denen ich kaum kriechen kann, an denen mich die Fatigue so im Griff hat, dass ich mit der MS hadere. Das gibt es alles und doch liebe ich mein Leben!

Ich liebe vor allem mein Tun, das mich ausfüllt. Schreiben, Bloggen und sozial tätig sein.

Mama sein. Ehefrau sein. Hundefrauchen sein. Oma sein. Tochter, Schwester und Freundin sein.

Und manchmal hat der Tag nicht genügend Stunden, um ihn mit dem zu füllen, was mir wichtig ist.

Noch dazu kommt, dass mir viel Zeit durch das dringende Ausruhen und Liegen müssen genommen wird. Ich fülle sie zwar ebenfalls aus – mit Schreiben und Bloggen – aber das ist ein „Aus der Not die Tugend gemacht". Auch wenn es erfüllend, bereichernd und inspirierend ist, würde ich doch gerne weniger liegen müssen, weniger Pausen brauchen und Ausruhen als Luxus sehen können. Für mich ist Ausruhen Pflicht und dies nimmt dem Ganzen etwas Glanz. Die Einstellung zu den anderen Lebensumständen macht es aber aus, ob das etwas glanzlosere Ausruhen ein Vegetieren ist, oder eine Zeit, die sich auch sinnvoll nutzen lässt. Schreiben, Lesen, Sudoku, oder auch mal Malen und Nähen….

Ich schätze mich sehr glücklich und bin dafür sehr dankbar. Eine Familie und Freunde zu haben, Kinder und ein Enkelkind, geliebt zu werden und lieben zu dürfen und dann noch ein sinnvolles Tun für sich entdeckt zu haben – ein Geschenk des Lebens an MICH! ☺

I love my life. Ich liebe die Lebendigkeit, die sehr oft damit verbunden ist.

Ich liebe es, noch so fit zu sein, dass ich an diesem Leben teilhaben kann, dass ich so oft die Kraft habe, mir ein erfüllendes Tun zu ermöglichen und dafür auch die Energie aufbringen kann.

Ich mag es nicht, dass mich die MS ausbremst, dass ich sehr oft Dates absagen muss, auf ausgedehnte Ausflüge verzichten muss und auf manches gesellige Beisammensein. Ich mag weder meine Fatigue, noch meine manchmal lahmen Beine oder meine Sehstörungen. Und doch liebe ich mein Leben.

Ein Widerspruch?
Nein!

→ Erarbeitete Resilienz, praktiziertes Coping: **Krankheits-Bewältigung!** Ein immerwährendes Üben, ein Voranschreiten mit dem unbedingten Willen, mich nicht unterkriegen zu lassen und all die guten Gaben als Geschenk anzusehen, das ich nutzen darf. Ich befinde mich quasi ständig im Trainingslager des Copens um die Kraft zu spüren, die noch in mir ist, um sie zu nutzen – damit sie mich weiter bringt und trägt – über die schwarzen Löcher und tiefen Täler hinweg – mitten hinein ins Leben!

Training bedeutet Disziplin und Motivation – und die hole ich mir beim Anschauen des prallen Lebens. Ich möchte dabei sein, ich möchte Teil davon sein und das ist mein Übungsfeld.

Training bedeutet natürlich nicht nur Fortschritt, sondern auch Rückschläge. Fallen... in dieses schwarze Loch, mit dem sich mein MS-Hirn leider so gut auskennt. Aber „Fallen" ist ok, es zeigt uns manchmal neue Wege – hinaus aus dem Loch.... Aufstehen ist wichtig und das ist mein Motto. Ich bin froh, dass ich solche „Werkzeuge" mitbekommen habe, die mir im Training helfen können.

Ausruhen als Kraftquelle sehen, als Schöpfungsquelle, als Anlauf für den weiteren Weg; und diese Pausen nutzen, ausfüllen und mit Sinn anhäufen – das ist wohl einer der Schlüssel dazu, sowie sich eine kindliche Freude zu erhalten und bewusst wahrnehmend auf das absolut POSITIVE im Leben zu schauen... Ich übe! ☺

*Im Rahmen unserer Möglichkeiten

Dieser Wortlaut ist mir kürzlich als Antwort von einem lieben Menschen begegnet: „Ich wünsche Dir einen schönen Tag im Rahmen Deiner Möglichkeiten!".

Er hat mich tief berührt, denn dieser Satz drückt so viel aus: Empathie, Mitdenken und der ernsthafte Wunsch, dass es mir gut gehen möge – und das ist das Besondere: mit dem Wissen um meine „Beeinträchtigung"!

In diesem Satz steckt der aufrichtige und wirklich sinnvolle Wunsch, dass ich mich im Rahmen meiner „eingeschränkten Möglichkeiten" pudelwohl fühlen solle.

Und das, was mich - außer dieser Empathie - so gerührt hat, ist vermutlich, dass es nicht ein dahingeworfener Satz war, wie: „Viel Spaß und lass es krachen" ☺ , sondern das Miteinbeziehen meiner begrenzten Kräfte.

Das ist gelebtes MitGEFÜHL und gibt mir, uns Erkrankten, das Gefühl, ernst- und wahrgenommen zu werden - ohne bewertet zu werden.

Vermutlich fällt mir dieser kleine so bedeutungsvolle Satz auch deshalb so auf. Ich inhaliere ihn und bin dankbar, dass es solche Menschen gibt. Zum Glück begegne ich einigen solcher sehr empathischen Menschen, die mich auch nicht als „Kranke", sondern als Mensch sehen. Aber es ist ein seltenes Gut und scheint doch noch so außergewöhnlich zu sein, dass es mir auffällt.

Denn ganz oft erleben wir recht großes Unverständnis. Noch häufiger treffen wir auf unüberlegte Äußerungen. Je nach Tagesform schmerzen sie mehr oder weniger. Auch wenn ich weiß, dass sie nicht so gemeint sind und wirklich unbedacht geäußert wurden: es geschieht einfach noch so oft, dass man es manchmal in der Masse nicht eben mal „abtun" kann.

Ich weiß, es zeugt von Selbststand, wenn man großzügig darüber hinweg sehen kann und von einem guten Selbstbewusstsein. Aber in Bezug auf seine „Beeinträchtigungen" ist man einfach sensibler und kann nicht immer gelassen reagieren… Denn meistens begegnen uns ja solche Äußerungen, wenn wir unterwegs sind, wenn wir vielleicht sowieso gerade recht angestrengt sind….

Ein Beispiel ist: als ich auf einer Party einen Sitzplatz suchen musste, weil ich nicht mehr stehen konnte und eine gute Freundin sagte: „Dass Du Dich auch immer setzen musst!".

Mein Blick sagte wohl alles und ihr war es anschließend auch unangenehm, aber der Stich hat bei mir für eine Mini-Sekunde gesessen. Ja, ich MUSS mich hinsetzen, weil meine Beine es nicht schaffen einen ganzen Abend zu stehen, weil mich allein die Geräuschkulisse erschlägt, die vielen Gespräche, das schummrige Licht meine Augen sehr anstrengt und mein MS-Hirn tausend Reize gleichzeitig ertragen und verarbeiten muss. Da ist das Stehen fast schon das geringste Problem.

Ich bin niemandem mehr böse bei solchen „Ausrutschern", aber umso mehr schätze ich diese wundervollen Sätze, die beinhalten, dass ich einen schönen Tag/Abend im Rahmen „meiner" Möglichkeiten haben darf. DANKE!

Hallo MS; Hallo Empathie und Hallo Leben!

*GLÜCK ist....

Glück ist
- ❖ zufrieden zu sein
- ❖ den Augenblick auszukosten
- ❖ den Moment zu genießen
- ❖ im „Hier und Jetzt" zu leben
- ❖ gesund zu sein
- ❖ und im Falle von chronischer Erkrankung nicht noch stärker betroffen zu sein
- ❖ einen Tag lang keine Fatigue zu haben
- ❖ Kinder zu haben
- ❖ Enkelkinder erleben zu können

Ganze Bücher habe ich mit diesem Thema gefüllt, weil mir GLÜCK als ein so wichtiges GUT in unserer heutigen Zeit erscheint.

Manchmal könnte ich platzen vor Glück! ☺

Manchmal aber liegen Glück und Verzweiflung so eng beieinander, dass sie kaum trennbar erscheinen… Beides gehört zum Leben dazu und doch haben wir lieber Glück und das Empfinden von Glück, als dass wir Leid erleben müssen – auch das ist auch normal.

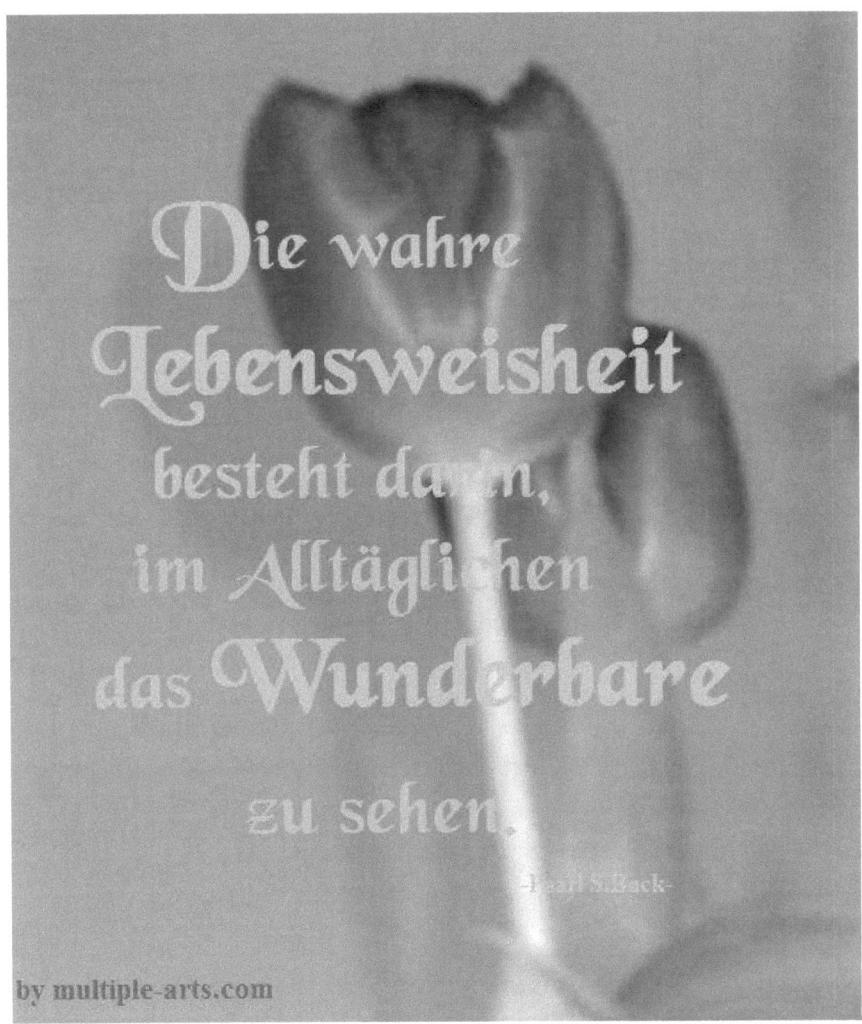

Die wahre Lebensweisheit besteht darin, im Alltäglichen das Wunderbare zu sehen.

-Pearl S. Buck-

by multiple-arts.com

*Mein altes ICH und das neue ICH auf dem Weg nach vorne!

Es gibt Tage, da bin ich einfach nur froh, dass ich Erwerbsunfähigkeits-Rentnerin bin und mir meine Pausen so nehmen kann, wie ich sie brauche.

Ich vergesse gerne mal, dass ich MS habe und dass die Fatigue immer diebisch im Abgrund lauert und nur auf einen günstigen Moment wartet, um mich zu überfallen.

Im Grunde ist es ja auch gut so, dass ich nicht ununterbrochen an die MS denke, mein Leben unauffällig komplett darauf eingestellt und mich vor allem arrangiert habe!

Und doch passiert es, dass ich beispielsweise vom Einkaufen nach Hause komme und mich so matt und ausgelaugt und wackelig fühle, dass ich mich direkt hinlegen muss. Je nach Tagesform „ärgert" mich das, oder aber ich bin einfach nur dankbar, dass ich mich JETZT hinlegen KANN!

Nicht auszudenken, müsste ich noch einen vollen Arbeitstag mit strikt vorgegebenen Arbeitszeiten und sehr kurzen „Pausen" absolvieren! Unmöglich und katastrophal wäre das!

Spätestens beim Hinlegen wird mir dann bewusst, DASS ich ja chronisch krank bin und meine klaren Beeinträchtigungen habe. Einerseits lege ich mich in Dankbarkeit auf die Couch, auf der anderen Seite wütet gerade mein altes ICH in mir, weil es mal wieder schlicht und ergreifend „angepisst" ist von dieser Schwäche und Kraftlosigkeit. Mein altes und mein neues ICH ringen miteinander – immer wieder und kurzzeitig scheint das alte ICH zu gewinnen. Aber dann kämpft sich mein neues ICH, das sich schon längst mit dem alten ICH ausgesöhnt hat, an die Oberfläche und genießt es einfach, dass sich der Körper ausruhen DARF!

Gemeinsam schauen die beiden ICHs dann nach vorne und besinnen sich darauf, dass ein Miteinander nur von Vorteil sein kann. Dem Alten hinterher zu hängen, hinterher zu träumen – das ist nicht zielführend. Es ist sinnvoll, wenn sich ein neues ICH auf dem Fundament des alten ICHs aufbauen kann und lernt, sich neu auszurichten.

Nur wenn wir im Einklang sind, sind wir standhaft und stark genug auch Krisen auszuhalten und zu meistern. Und Krisen wird es bei

Erkrankungen wie MS und anderen chronischen Krankheiten immer wieder geben – Symptomverschlimmerung, neue Schübe und somit neue Beeinträchtigungen…. Diese gilt es ins Leben zu adaptieren – sie wertfrei mitzunehmen in die Zukunft und unser hoffentlich vertrauensvolles altes ICH kann gemeinsam mit dem neuen ICH dann in eine Zukunft mit Zuversicht blicken – denn sie schaffen das vielleicht am Besten zusammen. ☺

Hallo MS; Hallo Zukunft und Zuversicht und Hallo ICH!

*Schwindel

Nur ein Wort?

Nur ein Symptom?

Schwindel.

Aus der Balance, nicht im Gleichgewicht, stolpernd, Halt suchend…

Beine versagen, laufen fast unmöglich…

Schwindel.

Ein ätzendes Symptom.

Eines der 1000 Gesichter - oder Fratzen - der MS!

Eine unschöne Fratze, die uns aushebelt, die uns mitten aus dem Leben heraus NIMMT, die uns auswringt und uns gefangen hält… Gefangen im eigenen Körper, gefangen in der Wohnung, sogar gefangen auf der Couch.

Jedes Aufstehen eine Katastrophe, ein unbeschreiblich schwerer Akt.

Kraftlosigkeit. Spastiken. Schwere Gliedmaßen. Was hat das mit Schwindel zu tun? Alles und nichts!

Übelkeit, Sehstörungen….

Hilflosigkeit.

Machtlosigkeit.

Ohnmachtsgefühle.

Schwindel.

Angst.

Angst vor einem Schub; Angst was der Tag noch bringt; Angst, wie es weiter geht und wie lange dieser Zustand anhält.

Wut.

Wut auf die MS, Wut auf die eingeschränkte Lebensqualität.

Wut auf das Herausreißen aus dem pulsierenden Leben – sogar mit MS.

Verzweiflung.

Trauer.

Aufgeben? Nein, niemals - aber manchmal hat man auch keine Kraft mehr, sich selbst darüber Gedanken zu machen.

Und die Erkenntnis, dass es wieder einmal ein UNSICHTBARES Symptom ist.

Hallo MS und „Mach-Dich-vom-Acker-SCHWINDEL"!

*Blanke Nerven – Wie ein Nervenzusammenbruch

Kleinigkeiten, die jeden erwischen, Tag ein, Tag aus.

Jeden.

Und jeder kennt das. "Oh je, meine Nerven!"

Wir MS'ler haben sowieso ein gesondertes Verhältnis zu unseren Nerven.

Wenn uns etwas auf die Nerven geht, ist das schon ein kleines verrücktes Wortspiel.

Uns geht nämlich so Einiges auf die Nerven und das Schlimme daran ist, dass unsere Nerven nicht nur im übertragenen Sinne angriffen sind, sondern tatsächlich. Sie sind angegriffen, ihre Schutzhülle (Myelinschicht) ist stark zerstört oder ganz demoliert, oder durchgetrennt und unbrauchbar gemacht. Dies hinterlässt Narben, die man als Läsionen mittels MRT im Gehirn sichtbar machen kann.

Unser Immunsystem, das sich selbst angreift, beeinflusst offensichtlich so Einiges.

Manchmal habe ich das Gefühl, meine Nerven würden blank liegen. Ich meine damit: richtig blank. Ohne Schutzhülle… Und es stimmt ja sogar, Teile meiner Nervenbahnen liegen ja blank. Irreparabel blank.

Zurück zum Nervenzusammenbruch, den ich manchmal schon ankommen sehe. Es ist kein Nervenzusammenbruch, wie man ihn ansonsten aus der Literatur oder auch von sich oder lieben Menschen kennt und ich möchte den Ausdruck auch nicht missbrauchen.

Ich habe mir das Wort nur ausgeliehen, weil es so gut zu passen scheint. Bei Kleinigkeiten, wie ein nicht funktionierender Laptop, sind meine Nerven blanker denn je.

Ungeschützt sind sie. Ja, und das immer. Wenn dann noch etwas dazu kommt, zum normalen Alltagsgeschehen, dann wird mir übel, ich verzweifle völlig und konnte in Tränen ausbrechen.

Gut, ein nicht funktionierender Laptop IST heutzutage eine Katastrophe, zumindest bei mir. ☺

Aber warum setzt mich so ein Ereignis so völlig außer Kraft, lähmt mich … und lässt mich mit Zittern und Herzklopfen reagieren, so als ob ich einen echten Nervenzusammenbruch hätte???!!!

Ich habe recherchiert und zumindest festgestellt, dass es anderen MS-Betroffenen genauso geht, oder ähnlich. Zum Beispiel ist es manchmal, oder auch oft so, dass wir nicht mehr angemessen auf eine Situation reagieren können. Nicht immer, aber leider immer öfter…

Hilflos und dies als „gestandene" Frau, die immer, wirklich immer, „ihre Frau gestanden" hat.

Emotionen und MS: diese sind durch die entsprechenden Läsionen gegebenenfalls betroffen. Es ist in Fachkreisen bekannt, dass MS`ler zu extremen Gefühlen und auch Gefühlsausbrüchen neigen können. Vermehrtes Weinen zum Beispiel und dann nicht mehr aufhören zu können. Ebenso ist es offensichtlich beim Lachen vergleichbar heftig. Das fällt vielleicht erst einmal nicht so auf, aber Fakt ist, dass es bei manchen Menschen tatsächlich „unangebrachte" Lach-Flashs gibt. Das kann unter Umständen genauso peinlich ausarten, wie ein Weinkrampf.

Und für die Betroffenen bedeutet es, sich wieder einmal nicht „normal" zu fühlen. Sie sind eventuell auch einem Kreislauf an Belächeln, Unverständnis und Missbilligung ausgesetzt, ebenso wie einer Rüge oder gar Verachtung.

Und wieder muss man sich und seine MS in solchen Situationen erklären, (wenn es einem überhaupt in eben diesem einen Moment einfällt, denn oft ist man ja gerade etwas neben sich gerückt...).

Wenn also unsere Nerven generell blank liegen, blanker als die von Gesunden und wir dann noch einer außergewöhnlichen Situation gegenüber stehen – wen wundert es, bei dieser Betrachtungsweise, dass wir einfach manchmal nicht mehr weiter können, am Ende unserer Kräfte sind und innerlich zusammenbrechen... Vielleicht auch äußerlich...

Mit unseren Nerven sind wir im wahrsten Sinn des Wortes in solch einem Moment am Ende.

Und da dies nicht bei jedem MS`ler so oder genau so ist, kann ich wieder einmal nur an die Besonnenheit der Angehörigen appellieren, zu versuchen, zu versuchen, diese komplexe MS möglichst zu begreifen. Es tut weh, wenn wir belächelt oder nicht ernst genommen werden, weil es doch „gar kein großes Ding war" und wir uns angeblich aber so „enorm aufgeregt haben".

Mir wird in solchen Momenten immer bewusst, was wir eigentlich tatsächlich täglich schultern und meistern. Wie stark wir sind, solch eine Last ganz selbstverständlich zu tragen. Täglich, oft auch ohne, dass man es uns ansieht....

Manchmal müssen wir krampfhaft unser Level halten um den Tag zu meistern. Es ist, wie wenn man eine bis an den Rand gefüllte Flasche auf dem Kopf tragen, BALANCIEREN, müsste und ein winziger Tropfen uns völlig aus dem Gleichgewicht bringen würde. Ein unsichtbarer Stolperstein reicht dann schon. Wenn wir also so stark versuchen, unsere **Balance** zu halten, dann kann uns ein winziges Detail völlig aus der Bahn werfen und die Emotionen brechen heraus.

Wir leben, wir genießen auch ganz oft und freuen uns. Aber die Trauer über ein nicht der Norm entsprechendes Verhalten, wie zum Beispiel ein schnelleres Weinen, das be-**LAST**et uns um ein Vielfaches.

Emotionale Fatigue, die komplette und totale Erschöpfung ist dann manchmal eine der Folgen und die kann uns tagelang ausheben.

Natürlich möchten wir nicht in Watte gepackt werden, aber **manchmal hilft es unseren blanken Nervenbahnen sehr, wenn uns mal jemand eine an sich banale Arbeit abnimmt, einen Telefonanruf und auch eine Entscheidung.**

Blanke Nerven telefonieren nicht gut und vor allem können sie sich nicht konzentrieren, nicht entscheiden, während sie hören und verarbeiten! **Blanke Nerven haben es schwer, weil sie niemand schützt...**

Bitte liebe Angehörigen: Wir brauchen Euch ab und zu und sind dankbar für jede noch so kleine Hilfe. Denn wir müssen in solchen Momenten Vieles, zu viel, aushalten: die MS mit all ihrer Last, den Verlust der Kraft, diese „Kleinigkeit" selbst erledigen zu können und es kratzt an unserem Selbstwert. Dieser liegt nämlich auch manchmal blank.

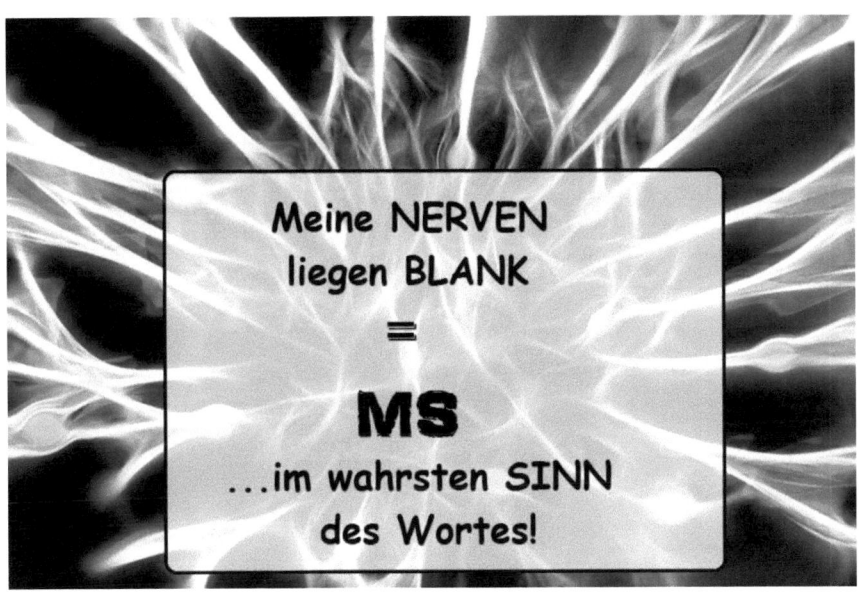

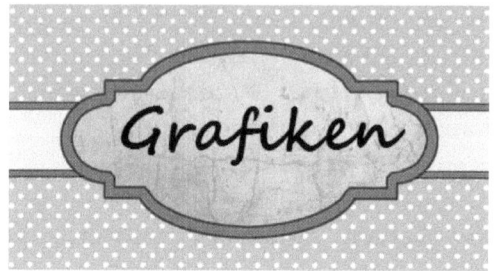

Hier kommen noch ein paar Grafiken:

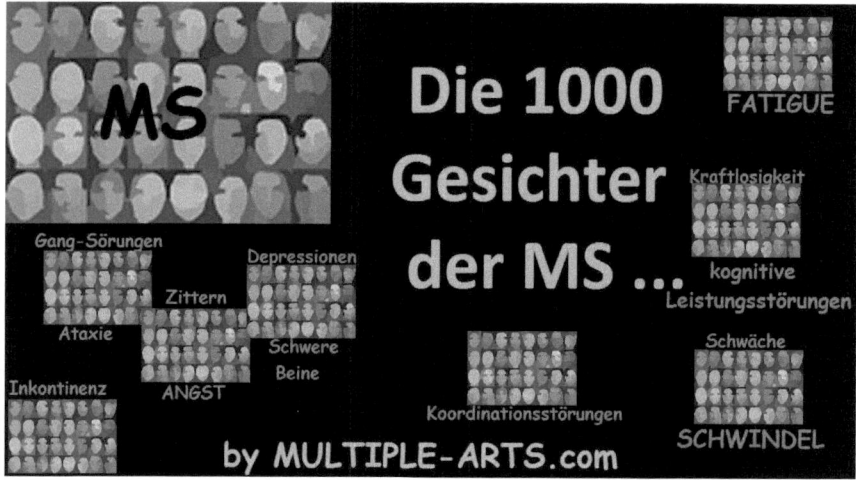

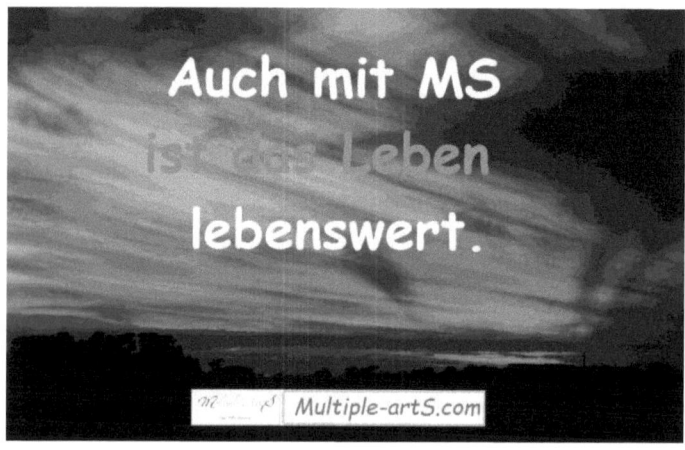

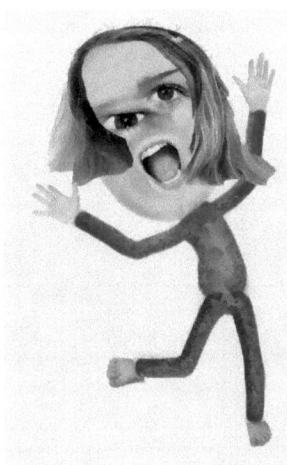

Mit einer
chronischen Erkrankung
kann man die Frage
"Wie geht es Dir?"
eigentlich kaum noch
beantworten -
denn man kann sich
schon lange
nicht mehr erinnern,
**wie sich
"normal" anfühlt...**

Multiple-artS.com

Wenn man DAUERHAFT (!!!!)
ERSCHÖPFT ist,
GRENZENLOS erschöpft ist
und sich darauf noch
Fatigue-Attacken setzen:
wie bitte soll man dann
ein halbwegs normales Leben führen können???

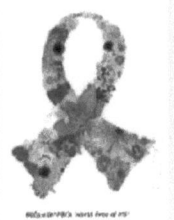

Gar nicht, denn man ist grenzenlos ausgebremst,
man ist grenzenlos so müde und erschöpft, dass man
manchmal nicht mal mehr „papp" sagen, geschweige denn
DENKEN kann - Das kann dann so belastend, grenzenlos
erschöpfend sein, dass man schon beim Gedanken an
weitere Unternehmungen grenzenlos erschöpft ist…

©2014MULTIPLE-ARTS.com

MULTIPLE SKLEROSE (MS)

Dinge, die man NICHT
zu MS-Kranken sagen sollte:

Aber Du siehts <u>gar nicht</u> krank aus !!!	Das ist doch keine ECHTE Krankheit!!!	Du musst nur ein bisschen mehr Sport machen!	Du solltest diese neue Diät mal ausprobieren!!!	Du tust ja nur so, als ob Du krank wärest!!!
Meine Tante hat das Gleiche und IHR geht es gut !!!	Es muss toll sein, wenn man nicht arbeiten gehen muss !!!	Höre auf, Deine Krankheit als Ausrede zu benutzen !!!	Du bildest Dir das alles nur ein!	Ich bin auch immer mal müde !!!
So schlecht kann es Dir gar nicht gehen, sonst wärst Du ja im Krankenhaus!!!	Das sind doch nur Schmerzen !!!	Für Ungebildete ist hier ein FREIER PLATZ: * INFO * INFORMIERT Euch über MS !!!	Niemand kann unmöglich all diese Symptome haben !!!	Immerhin bist Du noch nicht im Endstadium !!!
Ich weiß ganz genau, wie Du Dich fühlst !!!	Du sitzt ja schließlich noch nicht im Rollstuhl! Also muss es Dir doch gut gehen!!!	Du warst gestern fähig, spazieren zu gehen: warum dann HEUTE nicht?!?!	Naja, bei MS gibt es halt eine lange Liste mit Symptomen !!!	Ich bin mir sicher, dass es jemand Anderes viel schlimmer hat, als DU !!!
Du bist nur faul. So gut möchte ich es auch einmal haben!	MS ist nur eine von Pharmafirmen erfundene Krankheit !!!	Wenn Du Dich nur ein bisschen bemühen würdest...	Du möchtest nur Deiner Verantwortung entfliehen !!!	Vertraue mir, das wird wieder gut! Ich hatte einmal etwas Ähnliches in Deinem Alter ..!

by MULTIPLE-ARTS.com

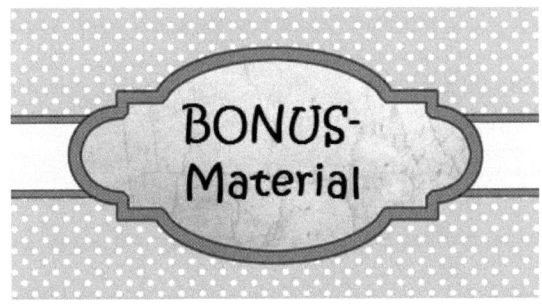

Unschöne Kommentare, die uns mit MS schon begegnet sind

Vorwort:

Ich hatte meine Follower von MULTIPLE ARTS gefragt, was ihnen denn bisher an unangebrachten Kommentaren von ihren Mitmenschen bezüglich ihrer MS entgegengebracht wurde.

Ich wollte daraus eine Grafik basteln. Ich hatte allerdings nicht erwartet, dass es 300 Kommentare werden würden. Ebenfalls hatte ich nicht mit der Vielfalt gerechnet: von lustigen über unschöne bis hin zu demütigen „Sprüchen" war alles dabei, was die Palette zu bieten hat und entsprechend groß war auch die Gefühlspalette.

Ebenso schnell war klar, dass daraus keine Grafik entstehen konnte und es wurde die Idee geboren, ein Video dazu zu machen – was ich gerne aufgriff. Aber ich wollte all diese Aussagen gerne auch zu Papier bringen. Deshalb wählte ich auch diese Form.

Mir ist es wichtig zu erwähnen, dass ich niemandem zu nahe treten möchte – es geht hier um Wertfreiheit, denn auch wenn viele der Kommentare schlimm für den Betroffenen sind, sollte man erst einmal davon ausgehen, dass es Unwissenheit des Gegenübers sein könnte. Handelt es sich allerdings um nahe Angehörige oder gar um Fachärzte, dann sieht das wohl schon etwas anders aus – denn hier kann man davon ausgehen, dass diejenigen informiert genug sind, um solche Sprüche, die demütigend, erniedrigend oder verletzend sind, zu unterlassen.

Ich habe hier nun alle Sprüche gesammelt und versucht, sie ein bisschen zu komprimieren.

Manchmal ist man unbedacht, manchmal ist man vielleicht selbst nicht gut drauf und es rutschen einem auch mal unbeholfene Kommentare heraus. Schlaue Ratschläge wiederum sind so eine Sache für sich! ;)

Ich erhoffe mir, mit diesem PDF Sensibilität schaffen zu können.... Für die Betroffenen (und ihre Angehörigen, die wiederum ebenfalls oft Opfer unschöner Bemerkungen werden) und für die MS mit all ihren 1000 Gesichtern, mit den sichtbaren und NICHT-sichtbaren Symptomen und für den MENSCH an sich.

Und DANKEN möchte ich all den lieben Menschen, die immer für uns da sind, uns unsere Symptome glauben und einen respektvollen liebevollen Umgang im MITEINANDER pflegen!

Anmerkungen: Bei manchen Kommentaren habe ich noch die Bemerkungen Desjenigen anbei gelassen, der es geschrieben hat, um den Sachverhalt besser zu erörtern. Außerdem habe ich die Kommentare immer - bis auf kleine Korrekturen - im Originalzustand belassen!

Ich wünsche allen Betroffenen alles Liebe
und ein wohltuendes Wiedererkennen
mit dem Wissen: man ist nicht alleine!

Ich wünsche allen Angehörigen viele Erkenntnisse und umgreifendes VERSTEHEN und wünsche mir sehr, dass sie es lesen!

Zusammenfassung der Kommentare:

Dieser Post wurde von über 15.000 Followern gelesen

Sprüche (im Original der Follower belassen!):

• „Der Onkel meiner Cousine 4 Grades hat auch MS… Dem geht`s aber gut! (Onkel und Cousine lassen sich in beliebiger Weise austauschen - weil anscheinend jeder jemanden kennt, der MS hat und dem es gut geht. Nur, dass MS nicht gleich MS ist - das raffen die eher nicht!)"

• „Ach Kind, die Hauptsache ist doch, wir sind gesund"!

• „Du bist eine Schlafmütze!".

• „Geh ins Fitnessstudio, dann bleibst du mobil!".

• „Man sieht es dir nicht an."

• „Müde bin ich auch."

• „Du bist krankgeschrieben und sitzt wohl den ganzen Tag in der Sonne!"

• „Es gibt Menschen, denen geht es schlechter als Ihnen (mein „Ex" - Neurologe)."

• „Mir wird gesagt wenn ich müde bin: Ach bitte - von was? Tust ja eh nix."

• „Ich vergesse auch öfters Dinge. Das kommt mit dem Alter."

• „Was machst du eigentlich nachts?" (Wenn ich tagsüber mal wieder müde bin)."

• „DU hast MS? Kann doch gar nicht sein, du läufst ja noch!"

• „Wo kommt das her? Kann man was dagegen machen? Aber das wird wieder besser, oder? Gute Besserung für Sie."

• „Es gibt Leute, die richtig krank sind. Dir geht`s doch gut, was jammerst Du denn?"

• „MS ist doch Muskelschwund."

• „Na wieder gesund? (nach einem Schub)."

• „Was, du kannst hier auf dem Fest bedienen? Ich dachte, dir geht's so schlecht, weil du Muskelschwund hast?"

• „Warum hast du einen GdB von 50, wenn man doch deine MS gar nicht sieht?"

- „Wenn man älter wird, hat man halt Schwindel! (Das sagte meine Ex- Neurologin)".
- „Von meiner Ex-Neurologin: Das ist keine MS, das kommt alles vom Rauchen – und: Bei MS hat man keine Kopfschmerzen".
- „Vom Versorgungsamt: Die 50 GdB bekommt jemand, dem ein Bein fehlt. Sie können ja noch laufen, seien Sie lieber froh darüber."
- „Warum kannst du nicht schlafen, Du musst dich mal mehr entspannen!".
- „Ich kann die Wärme auch nicht vertragen, das hat sicher nichts mit deiner MS zu tun."
- „Du hast MS? Dann hast du ja dein Todesurteil unterschrieben!!"
- „Du kannst doch nicht alles auf deine Krankheit schieben!"
- „Du kannst echt nicht so krank (MS) sein. Du lachst viel zu viel!"
- „Ich beneide Dich um Deine MS, Du brauchst nicht zu arbeiten."
- „Sie schwanken auffällig - Haben Sie Alkoholprobleme?"
- „Ja bei dem Wetter hab ich es auch manchmal am Kreislauf!"
- „Manchmal kann ich auch nicht richtig sehen, da muss man doch nicht gleich ins Krankenhaus!"
- „Na Du musst gestern aber tüchtig einen drauf gemacht haben wenn Du sogar heute früh noch so komisch läufst!"
- „Du siehst ja gut aus, man sieht dir die MS gar nicht an!" ☺
- „Du bist auch immer total erschöpft, das habe ich auch!".
- „Du und MS: Niemals - du kannst ja schließlich laufen!"
- „Das ist doch alles nur psychisch!".
- „Weißt du eigentlich, dass MS zugleich Rollstuhl heißt?" ☺
- „Das kommt vom Rauchen!".
- „Du hast doch nix!"
- „Arbeitgeber: Sie haben ja MS und könnten jederzeit ausfallen. Unzumutbar!"
- „Was Multiple Sklerose? Tu doch nicht so hysterisch, in unserer Familie haben wir so was nicht!"
- „Bist du dir sicher, dass du MS hast? Man sieht dir doch gar nichts an!"

140

- „Das ist die gerechte Strafe für deine Jugendsünden!"
- „Wozu soll ich dich besuchen, helfen kann ich dir eh nicht, das können nur Ärzte!"
- „Ich kenn eine, die hat auch MS, vor 20 Jahren war mal was aber sonst nie wieder. Das wird also bei dir auch wieder...!"
- „Wenn man Krankengeld in der Höhe bekommt wie du, warum sollte man dann auch wieder arbeiten gehen. Da kann man ja Urlaub auf die Kasse machen."
- „Was will ich mit einer Frau die im Rollstuhl sitzt und sabbert. (Ich habe seit 1989 MS und sitze bis heute, zum Glück, nicht im Rollstuhl)."
- „Du hast die Diagnose doch erst dieses Jahr erhalten. Da kann es dir gar nicht so schlecht gehen. Denn ich kenne jemanden, der hat das schon 10 Jahre und der ist top fit."
- „Was du hast MS? Das ist doch Muskelschwund, da verschwinden deine Muskeln auf Dauer!"
- „Ach was, du siehst aus wie das blühende Leben!"
- „Du bist selbst schuld wenn du trotz der MS 3 Kinder in die Welt gesetzt hast, dann musst du auch damit umgehen."
- „Den ganzen Tag denkst du nur an deine Krankheit."
- „Was hast Du denn jetzt schon wieder, das ist nur wegen deiner Psyche."
- „Was machst du denn den ganzen Tag."
- „Du fährst in den Urlaub? Du sitzt doch im Rollstuhl."
- „Können Sie denn Ihre Schübe planen??"
- „Ich habe mal die Symptome deiner letzten Krankmeldung gegoogelt. Wollte wissen ob sie zur MS passen."
- „Ich weiß nicht, ob ich dich dann sehen will - nicht dass du meinen Tag zerstörst!"
- „Du willst doch nur Mitleid und Aufmerksamkeit, und hast wahrscheinlich auch noch Spaß daran!"
- „OMG! Du bist mit 30 Jahren Altenpflegerin im Ruhestand."
- „Du siehst überhaupt nicht krank aus."
- „So jung und schon ein Alkoholproblem!"
- „Auf einem Konzert: Ich möchte auch in die erste Reihe - das ist ja cool...! Und: Die hat doch gar nichts!"

- „Ach, geht es dir immer noch nicht besser? Du siehst doch aber so gut aus."
- „Du hast MS? Bist du sicher...? Hat das ein Arzt festgestellt? Also der kann sich ja auch irren... Vielleicht hast du ja Glück und es geht wieder weg!!!"
- „Du siehst aber gut aus!"
- „Was hast Du denn am Bein? Du humpelst ja. - Ich hab MS! - Oh, Du Arme, ich kenn auch eine, die hat auch MS, die sitzt im Roll- stuhl und der geht's total schlecht!"
- „Du hast MS? Schwachsinn, diesen Zustand kann keiner sie- ben Jahre überleben!"
- „Du verschläfst noch dein Leben."
- „Ex-Ehemann einer Followerin, als sie frisch mit der Diagnose nach Hause kam: Na super, mein Leben ist vorbei! Muss ich dich wo- möglich im Rolli schieben!!?"
- „Was leistest Du denn überhaupt noch? Du bist doch den ganzen Tag zu Hause???? (Ich habe eine sehr aggressive Form der MS. Mir geht es psychisch nicht sehr gut.)"
- „Exmann einer Followerin: Irgendwann müssen Dich deine Kinder pflegen müssen und im Rollstuhl schieben. Damit versaust du ihnen ihre Kindheit und sie machen dir dann mal Vorwürfe!"
- „Du bist alle paar Tage besoffen.... Sonst kannst du doch auch geradeaus laufen...!"
- „Du bist doch voll ansteckend!!!"
- „Ja bei der Wärme geht`s jedem schlecht!"
- „Müde bin ich auch."
- „Ich kenne eine, die hat viel mehr Herde im Kopf als du und die geht noch arbeiten!"
- „Du bildest du dir das alles nur ein!"
- „Wieso bekommst DU einen Rollstuhl und jemand, der wirk- lich einen braucht, bekommt keinen? Dir fehlt doch nichts."
- „Mit Medikamenten ist MS doch gut in den Griff zu bekom- men."
- „Ich kenne mich mit der Krankheit ja nicht aus. Aber die X und die Y haben das auch. Sie gehen beide in Vollzeit arbeiten…!".

- „MS - Das ist doch Muskelschwund". Followerin: „Nein das ist was ganz anderes." – „Doch das ist Muskelschwund. Das weiß ich ganz genau...!".
- „Kollegin: Wie kommst Du dazu, wegen so ein bisschen Schwindel im Kopf, dich so lange vom Arzt krankgeschrieben zu lassen!"
- „Man sieht Dir gar nichts an!"
- „Du simulierst ...!"
- „MS ist eine Designerkrankheit! Erfunden von der Pharmaindustrie und den Krankenkassen!"
- „Du siehst gut aus und kannst alles! Dann kann es so schlimm ja nicht sein. Steigere dich da nicht so rein...!"
- „Ach, mein Onkel hatte das auch... Ist doch nix Schlimmes, der ist mit über 80 noch Fahrrad gefahren...!"
- „Freundin: Ich war enttäuscht von dir, dass du mir nicht sofort auf meine SMS geantwortet hast, du bist doch den ganzen Tag daheim und machst nix!"
- „Es ist nicht nur deine Krankheit!".
- „Warum hast Du dich so verändert?".
- „Du siehst soooooo gut aus und machst deinen Garten - kannst du das denn noch??? Hast du wirklich MS???"
- „Hausarzt: Wieso denn Reha? Sie können doch noch laufen...!"
- „Man hat nur 3 Jahre zu leben mit MS!"
- „Du sitzt eh bald im Rollstuhl!"
- „Ich hab ja nicht den ganzen Tag Zeit so wie du!"
- „Wenn ich den ganzen Tag nur rum sitze und nichts tue, kann ich auch nicht schlafen!"
- „In meinem Bekanntenkreis haben auch ein paar Leute MS und die vergessen auch nichts!"
- „Ja MS kenn ich! Ist das nicht Muskelschwund?"
- „Ja meine Nachbarin hat auch MS! Die kann noch alles machen!!!"
- „Du tust nur so um Mitleid zu schinden!"
- „Wenn ich den ganzen Tag seit zig Jahren schön zu Hause fürs Nix tun Geld bekommen würde und auf todsterbenskrank machen würde, dann wäre ich halb so gestresst. Bei meinem Pensum wärst du schon längst von der Brücke gesprungen."

- „Du siehst so gut aus! Du bist doch nicht krank."
- „MS? Woher hast du das nur, also von uns hast du das nicht!"
- „Rheumatologe - mitten in einem Schmerzschub, dann ist mein Gesicht immer gerötet: Sie sehen gar nicht krank aus. Rosige Wangen - Ihnen geht`s doch gut."
- „Wir leiden alle unter dem Wetter, das hat nichts mit deiner MS zu tun."
- „Na? Hast du wieder deine „Ichhabkeinelustzuarbeiten" – Grippe!?!"
- „MS? Habe ich schon öfters gehört - das kommt bestimmt von den Geburten. Wegen des Pressens!"
- „Ist das wirklich so schlimm alles? Hast doch keine Schmerzen! Oder? Ist doch alles taub? Richtig?"
- „Da hast du ja Glück... Dir geht's ja noch gut.... Andere sitzen im Rollstuhl, denen geht es viel schlechter!"
- „Also das bisschen Haushalt und Garten macht man doch mit links! Verstehe gar nicht, warum du das nicht schaffst!"
- „Neuro: Rezept für KG? Warum ? Sie sind ja noch nicht gelähmt."
- „Wusstest du das schon bei eurer Hochzeit???"
- „Weißt du eigentlich, wie es ist, mit jemanden im Rollstuhl durch die Stadt zu fahren?"
- „Stell dich mal nicht so an!"
- „Anderen geht es bei dem heißen Wetter auch nicht so gut mit Kreislauf und so, nicht nur bei dir ist das so...!"
- „So wie du deinen Tag verbringst, so möchte ich mal Urlaub machen!"
- „Warum trennt dein Mann sich nicht von dir? Was soll der mit einer kranken Frau? Irgendwann kommt Rollstuhl und Windel..... Das hat er nicht verdient. Der kann sich ja eine gesunde Frau für eure Kinder (3 an der Zahl) suchen!"
- „Hast du einen neuen Laufstil?"
- „Stell dich nicht so an... Gibt genug die das haben!"
- „Ach Gottchen... Du hast MS? Dann stirbst Du ja bald!"
- „Ich glaube nicht an MS!"
- „Follower: Im Rolli hört man auch so einiges: Dass ich doch zu faul bin zu laufen und das ich doch viel zu jung bin um im Roll-

stuhl die Vorzüge der Behinderten zu genießen. Oder, dass ich mich doch nicht so dick machen soll, denn andere wollen ja auch mit dem Bus fahren. Oder dass ich ja mit dem Rollstuhl nicht auf die öffentlichen Verkehrsmittel angewiesen bin, denn ich kann ja fahren und müsse nicht laufen!"

- „An deiner Krankheit bist du selbst Schuld - von mir hast du keine Hilfe zu erwarten!"

- „Oh dein Kopf zittert so lustig wenn du schreibst... Machst du das extra...?"

- „Na ich bin ja nicht ständig krank wie Du!"

- „Was, du bist schon wieder krankgeschrieben?!? Wäre es nicht besser du kündigst?!"

- „Das ist das Wetter oder das Alter."

- „Du kannst jeden Tag ausschlafen!".

- „Ach sag mal… mit der Fatigue mit der du immer im Bett liegst: ist das was Ernstes mit euch?"

- „Ich kenn da eine Freundin, die hat eine Schwester und deren Schwager hatte auch MS - aber jetzt ist er wieder gesund!"

- „Wie, du kannst das heute nicht; gestern ging das doch auch...!"

- „Das bildest du dir ein!"

- „Meine Nachbarin hatte das auch, aber sie geheilt. Soll ich fragen, was sie nimmt, damit du es auch nehmen kannst?"

- „Ist das ansteckend?"

- „Kannst du Sex haben?"

- „Von was bist du denn müde? Du hast doch gar nichts gemacht!"

- „MS? Ach damit kann man doch gut leben!"

- „Ich hatte auch mal MS! Ist aber wieder weg!"

- „Du hast doch einfach nur keine Lust!"

- „Ach übertreib es nicht und stell dich nicht so an!"

- „Dir ist heiß? Dann gehe doch mal in den Schatten!"

- „Dir fehlt nix, schaust doch gut aus!"

- „MS!? Kann man damit überhaupt leben?"

- „Das wird schon wieder!"

- „MS? Das hatte meine Oma auch mal, das geht vorbei!"

- „Was sagt der Arzt? Wie lange hast du noch?"

- „Du siehst so gut aus! (Followerin: „Und soll ich „nur" weil ich MS habe herumlaufen wie ein Zonk?!? Darf ich mich nicht mehr schminken? Darf ich nicht mehr lachen? Soll ich mich gehen lassen? Darf es mir gelegentlich nicht gut gehen? Darf ich nicht mehr wegfahren und muss den ganzen Tag zu Hause sitzen und leiden?)"

- „MS tut nicht weh, Deine Schmerzen sind doch eher psychosomatisch...!"

- „Man muss nur wollen...!"

- „Ich kenne jemand mit MS der läuft Marathon, so schlimm wie du machst, kann das ja jetzt gar nicht sein...!"

- „Mir ist heute auch warm, trink einfach mehr."

- „Ich bin auch müde heute, liegt sicher am Vollmond."

- „60% Behinderung? Das sieht man dir gar nicht an!".

- „Sagt dein Arbeitgeber nix, wenn du schon wieder krank bist?"

- „Du brauchst doch den Rollator nicht zum Einkaufen! Du kannst Dich doch am Einkaufswagen festhalten. - Follower: Aber nicht hinsetzen!"

- „Nachbarin eines Followers: So könnte ich nicht leben!"

- „Jeder bekommt das was er verdient!"

- „Ja bei der Hitze sind wir alle müde und kaputt."

- „Das kann doch nicht alles von der MS kommen - anderen geht es viel schlechter!"

- „Ja dann kommst du halt irgendwann in den Rollstuhl - ist doch nicht schlimm!"

- „Du nimmst nur drei Tabletten pro Tag? Das ist doch nicht viel - ich nehme 6 pro Tag!"

- „Du machst ja immer krank wenn es dir passt."

- „Du willst dich doch nur wichtigmachen und Mitleid haben!"

- „Brauchst du Aufmerksamkeit?!?".

- „Neuro: MS ist eine ganz schlimme Krankheit und Sie haben maximal nur noch ein Jahr zu leben!"

- „Geschäftsfähig bist du ja nicht mehr oder? Wenn du es doch an den Nerven hast!"

- „Schau Mal die/der hat auch MS und sie/er macht das alles noch. Warum schaffst du das nicht!?!"

- „Wenn du immer lachst, dann sieht man ja gar nicht, wie es dir geht. Du siehst nicht krank aus!"

- „Du hast doch nix!".
- „Ja mit geht es auch so schlecht... Ich glaub, ich kriege ne Grippe...!"
- „Also ich kenne ja jemandem mit MS, der das mit Sport weg bekommen hat!"
- „Sie sagen immer Fatigue... Wurde das denn schon mal untersucht?"
- „Du kannst doch alles in Ruhe machen. Du hast doch den ganzen Tag Zeit!"
- „Komm erstmal in mein Alter!"
- „Man muss ja auch schon gesund werden wollen!!!"

Ratschläge:

- „Wenn ich an deiner Stelle wäre, würde ich mal mehr nach draußen gehen. Wenn ich den ganzen Tag auf der Couch liegen würde, wäre mir auch nicht gut!"
- „Treibe mal mehr Sport, du musst einfach nur fitter werden...!"
- „Dein großes Problem ist deine Psyche und nicht die MS...!"
- „Greif` mal feste zu, dann geht das auch!"
- „Ich hab auch Schmerzen und muss da durch!"
- „Du bist faul..... Geh arbeiten, dann geht es dir gut!"
- „Warum brauchst du eine Reha? Du kannst doch noch laufen - so schlimm ist eine MS auch nicht!"
- „Iss mehr Obst, das hilft!"
- „Schlaf dich mal wieder richtig aus!"
- „Geh arbeiten und esse Bananen und Schokolade!"
- „Mach mehr Sport - dann kannst du besser gehen und hast mehr Kraft!"
- „Psychiatrische Behandlung hilft...mach ne Therapie!"
- „Du musst einfach mehr laufen - dann wird es wieder!"
- „Lass dich doch operieren - dann bist du gesund!"
- „Na, wenn Sie mit der Diagnose MS nicht klar kommen, müssen Sie halt zum Psychiater."

- „Du musst raus, nicht immer nur schlafen, und beweg dich, kein Wunder dass du dauernd müde bist und dir schwindelig ist! Tu was."
- „Das ist meiner Meinung nach die Psyche... Und wenn du nur rumhängst, passiert auch nichts... Mach was Ehrenamtliches und helfe kranken Menschen, die brauchen Hilfe...!"
- „Geh mal mehr an die Luft, das hilft, glaube es mir...!"
- „Wie, Schmerzen in den Beinen? Soviel läufst du doch gar nicht und MS ist doch im Gehirn...!"
- „Du bist psychisch krank, mach was dagegen!"
- „Das wird schon wieder!"
- „Es wird ja wärmer, dann geht's dir wieder besser."
- „Du musst mehr üben, dann kannst du auch wieder laufen."
- „Lass dich nicht so hängen!"
- „Geh mal mehr spazieren!"
- „Kein Wunder, du schläfst dich ja müde! Du musst einfach früher aufstehen, dann geht das schon!"
- „Du spürst deine Beine nicht? Komm einfach zur Arbeit, dann geht das schon."
- „Geh mehr an die frische Luft! Nicht nur draußen rumsitzen, du musst auch wandern!"
- „Iss mal einen Apfel – dann bist Du gesund!"
- „Followerin: Eine Woche nach der Diagnose von einer Kollegin: Kopf hoch, das ist so schlimm nicht. Ich hatte eine Cousine, die bekam die Diagnose mit 17 Jahren, saß zwar zwei Jahre später fest im Rollstuhl, aber sie hat trotzdem noch fast zehn Jahre gelebt!"
- „Ein Bekannter von mir hat das auch mal gehabt. Der hat seine Ernährung auf Rohkost umgestellt, jetzt ist er geheilt."
- „Bei Ihren ganzen Symptomen dürften Sie gar nicht mehr reiten können!"
- „Reiß´ dich mal zusammen! Du brauchst einfach eine Beschäftigung, dann bist Du abgelenkt. Unternimm doch mal was!"
- „So schlecht kann es Dir ja gar nicht gehen, gestern warst Du noch tanzen. Mach mehr Sport, dann wirst Du wieder fit!"
- „MS? Kann nicht sein, du brauchst ja gar keinen Rollstuhl!"
- „Vielleicht sind das gar keine echten Schmerzen?!"

- „Neurologin: Nehmen Sie nicht mehr zu! Sieht nicht gut aus in Rollstuhl!! (Followerin: Ich sitze nicht in Rolli)."
- „MS tut nicht weh, deshalb sind deine Schmerzen doch eher psychosomatisch...!"
- „Müde ist ja jeder mal, da musst du durch...!"
- „MS bekommt man, wenn man früher viel und gut gefeiert hat!"
- „Ich hab's auch mit den Knien - abnehmen und Sport hat geholfen."
- „Na, haben wir wieder getrunken? Einfach mal bewegen und nicht nur Kaffee trinken gehen. Abnehmen wäre auch nicht verkehrt."
- „Nimm ab - dann kannst Du wieder laufen und arbeiten."
- „Andere müssen Deinen Job machen! Wir wollen Deine Schichten nicht länger übernehmen!"
- „Man sollte sich halt sehr bewusst ernähren, nicht rauchen usw.! Meine Tante hat das auch."
- „Amtsärztin: Was meinen sie denn, wann es ihnen wieder besser geht?! Warum können Sie nicht arbeiten, bzw. finden keinen Job? Sie können sitzen, sie können halbwegs laufen und dumm sind sie ja auch nicht!"
- „Nach einem Schub am Auge: Kaufe dir eine Brille, dann geht es wieder!"
- „Es gibt doch jetzt Medikamente, dann ist die MS doch nicht schlimm!"
- „Lese mal den Bericht über eine junge Frau mit MS hier in der Zeitung, es gibt ein neues Medikament. Die Frau saß im Rollstuhl und kann wieder laufen. Nimm das doch auch mal!"
- „Geh mehr an die frische Luft!"
- „Hör zu rauchen auf...!".
- „Jobvermittler vom Jobcenter: Durch gesunde Ernährung ist MS heilbar!"
- „Wenn du immer so müde bist, dann solltest du vielleicht mal abends eher ins Bett gehen!"
- „Ich bin auch manchmal müde, geh einfach weiter, du bist nicht im Training."
- „Du hast immer etwas, aber man kann es nicht sehen, dann kann es auch nicht so schlimm sein."

- „Sie müssen nur abnehmen - dann geht es Ihnen viel besser. Mit Ihrer Grunderkrankung machen wir sowieso nichts."
- „Nimm deine ganzen Piercings raus, dann geht das wieder weg. Und Dir wieder besser!"
- „Gehe mal mehr in die Sonne!!! Das hilft (Followerin: Ich meide ja die Sonne wegen des Uhthoff-Phänomens!)."
- „Du sollst kauen, nicht einfach runter schlucken! (Follower: Wenn die MS-Schluckprobleme auftreten)."
- „Neuro: Sie bilden sich die Erscheinungen der Erberkrankung nur ein - Sie brauchen mehr Bewegung!"
- „Versuch mal Hypnose. Dann weißt du wo es herkommt und kannst den aus dem Weg gehen!"
- „MS ist nicht unheilbar! Und: Den Rest bildest Du Dir nur ein!"
- „Trink mal weniger Alkohol - dann könntest du auch ohne Rollator bzw. gerade laufen!"
- „Vorgesetzter: Der Schub ist jetzt 3 Jahre her, da können keine Schäden mehr sein!"
- „Du musst zu jeder Mahlzeit 1 Esslöffel Leinsamen dazu geben. Das heilt die MS!!!"
- „Du brauchst einfach nur mehr Training, dann wird das auch...!"
- „Da gibt es doch 2 Tabletten. Dann bist du wieder gesund."
- „Lauf mal weniger mit Rollator, dann lernst du es wieder!"
- „Du bist müde? Trink mal `nen ordentlichen Kaffee!"
- „Follower: kurz nach der Diagnose vom Partner: Da musst du ganz alleine mit klar kommen!"
- „Ich habe mal gehört, MS verursacht keine Schmerzen. Du bist einfach nur eingerostet weil du dich zu wenig bewegst!"
- „Du solltest mehr Haferbrei essen!". 😄 „Damit geht das weg! Glaub mir! Die Tante von XY hat das damit auch geschafft!"
- „Das wird schon wieder, du musst nur positiv bleiben!"
- „Würdest du mehr spazieren gehen würde die Lähmung weggehen!"
- „Du siehst aber nicht krank aus! Du hast nur keine Lust!!!"
- „Geh arbeiten - dann hast du keine Zeit darüber nachzudenken!"

- „Du solltest mal etwas für dein Immunsystem tun."
- „Trainiere mal deine Beine mehr, dann wird es auch besser."
- „Trink mal was!"

Rentner-Sprüche:

- „Hast du es gut, du bist Rentner und kannst den ganzen Tag faul in der Sonne liegen!"
- „Du bekommst schon Rente? Das könnte mir auch gefallen, nicht mehr zu arbeiten."
- „Warum bist du in Rente, du sitzt doch noch nicht im Rollstuhl."
- „So schön möchte ich es auch haben!"
- „Ach, wandern kannst du, aber nicht arbeiten...!"
- „Schämst du dich nicht, dass du nicht arbeiten gehst?!"
- „Wieso bekommst du jetzt schon Rente? Du kannst doch noch arbeiten so gut wie du aussiehst. Ich bin auch öfters mal müde und kann arbeiten."
- „Beantrage halt Rente wenn du keinen Bock mehr hast, arbeiten zu gehen!"
- „Du hast es gut, du bist schon in Rente."
- „Du hast es gut! Du gehst ja nicht arbeiten. Du kannst den ganzen Tag machen, was du möchtest!"
- „So ein Glück wie du will ich auch haben, nicht mehr arbeiten zu müssen!"
- „Du bekommst Geld fürs Nichts-Tun? In meinem nächsten Leben werde ich auch Früh-Rentner!"
- „Kollege: Rente? Was hast du dem Gutachter bezahlt?!"
- „Ach ja: wie gut hast du bei den Ärzten simuliert, dass sie dich berentet haben?"
- „Schon Rentnerin? Wie hast du das geschafft, du hast doch gar nichts...!"
- „Du siehst aber gut aus, die Rente bekommt dir gut! Ich muss ja leider arbeiten! Ich würde auch gerne verrentet sein!"

- „So schön wie du hätte ich es auch gern mal! So jung schon in Rente!"
- „Warum bist du denn schon in Rente? Ich kenne auch jemanden, der MS hat, der arbeitet auch noch und kann noch laufen!"
- „Ich wünschte, ich hätte auch MS, dann müsste ich nicht so viel arbeiten!"

Das waren einige der vielen Kommentare. DANKE an all meine Follower, die so ehrliche Kommentare geschrieben haben und mit ihrer Offenheit vielen Gleich-Betroffenen aus der Seele gesprochen haben und sich somit untereinander sehr helfen konnten!

Viele Follower beschreiben, dass verletzende Kommentare 1000 Mal schlimmer seien, als die Diagnose selbst!

Deshalb appelliere ich immer wieder daran, dass Betroffene und ihre Angehörigen miteinander ins Gespräch kommen und klar ihre Wünsche und Erwartungen äußern.

Das ist natürlich nicht immer möglich – ebenso wenig, wie sich immer wieder vor all den Kommentaren zu schützen.

Es wurde mir aber auch berichtet, dass es MS`ler gibt, die sich solchen Kommentaren zum Glück noch nie ausgesetzt sahen. ☺ JUHU! Das ist wundervoll!

Ich wünsche allen Beteiligten viel GELASSENHEIT, liebevolle Begegnungen und einen stabilen Verlauf der MS!!!

Herzlichst,
©Heike Führ / https://www.multiple-arts.com

Hier können Sie die PDF herunterladen:

https://heikef.jimdo.com/multiple-arts-pdf/

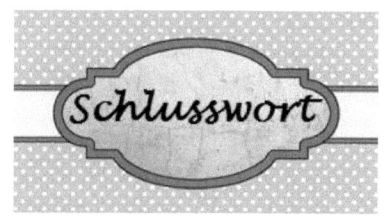

Liebe Leser,

ich hoffe, ich konnte Ihnen die wichtigsten Fragen rund um die MS beantworten.

Ich möchte Sie einladen, sich auf meinem Blog www.multiple-arts.com umzuschauen: hier werden Sie immer mit neuen Infos und Texten versorgt und können Suchbegriffe eingeben, damit Sie das Gewünschte finden. Ebenso können Sie sich auf meiner Facebook-Seite MULTIPLE ARTS umschauen, die auch für Nicht-Facebooker öffentlich einsehbar ist. Denn hier finden Sie besonders viele erklärende Grafiken rund um das Thema MS!

Ich halte es für sehr wichtig, die Lobby der MS zu fördern – deshalb betreibe ich meinen Blog, meine FB- Seite und schreibe die Bücher. Nur wenn wir gemeinsam gegen Vorurteile angehen und auf diese bislang noch unheilbare Erkrankung aufmerksam machen, haben wir die Chance, dass sich etwas in Richtung „Heilung" bewegen kann.

Ich wünsche Ihnen von Herzen alles Liebe und Gute,

Heike Führ

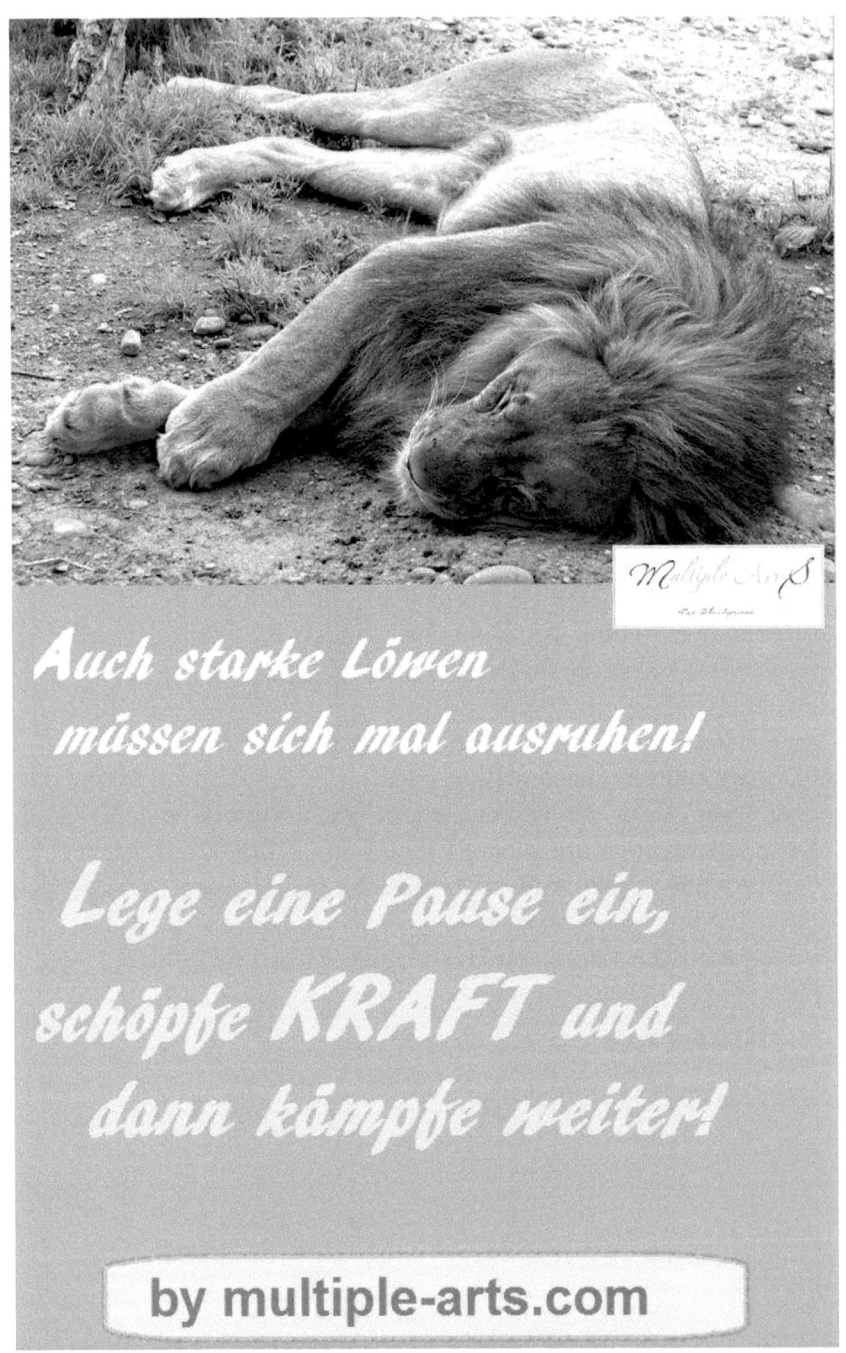

Auch starke Löwen
müssen sich mal ausruhen!

Lege eine Pause ein,
schöpfe KRAFT und
dann kämpfe weiter!

by multiple-arts.com

154

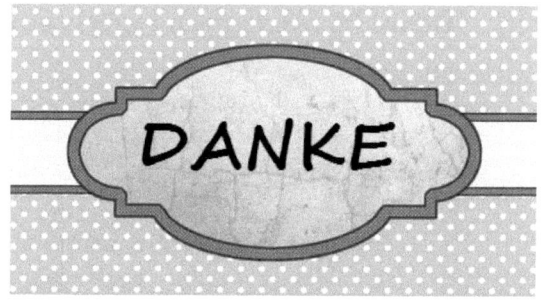

Ein großes und ganz besonderes DANKE geht an all meine Leser und Follower, denn Ihr seid es, die mich immer wieder motivieren weiter zu recherchieren und Antworten auf Fragen zu finden.

Ebenso geht mein Dank an alle, die mir glauben, wenn ich von meinen Symptomen berichte, die mich unterstützen und mir helfen und die an mich als Person glauben! Dies sind meine Familie und engen Freunde und Anja, sowie meine Follower mit denen ich in gutem Kontakt stehe. Ihr seid unbezahlbar! ☺

LINKS
und Quellenverzeichnis

http://www.multiple-arts.com
http://www.dmsg.de
https://www.amsel.de
https://www.navigator-medizin.de
https://www.pixabay.com

Besucht mich gerne auch auf

Facebook: MULTIPLE ARTS
(https://www.facebook.com/multiple.sklerose.ms/?fref=ts)

Instagram: multiple_arts
(https://www.instagram.com/multiple__arts/)

Google+ (Heike Führ Bloggerin & Autorin)
(https://plus.google.com/110168474185644893256)

YouTube: Heike Führ Bloggerin & Autorin
(https://www.youtube.com/channel/UCsP0vW_jE6w9j-urgmr6VOw)

Twitter (multiple_arts)
(https://mobile.twitter.com/multiple_arts)

und
Magic Sound Lab
https://www.magic-sound-lab.de

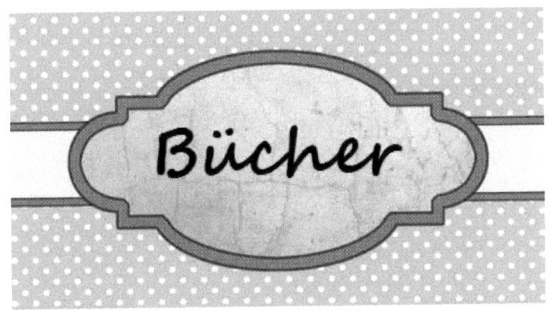

BÜCHER der Autorin

FATIGUE und UHTHOFF-Phänomen:

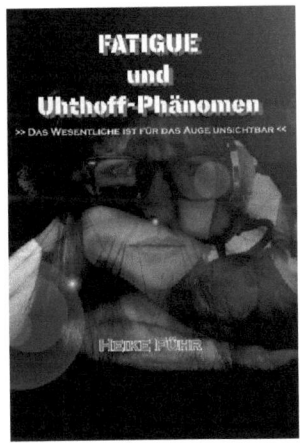

MS (Multiple Sklerose) ist die Krankheit mit den 1000 Gesichtern. Autorin Heike Führ hat bereits 5 MS-Begleitbücher geschrieben und widmet sich hier jenen zwei UNSICHTBAREN Symptomen der MS, die sie aus eigener Erfahrung sehr gut kennt. Denn gerade die unsichtbaren Symptome schränken das Leben eines MS'lers ein, da sie man ihnen oft nicht glaubt. Die Fatigue und das Uhthoff-Phänomen belasten den MS- Alltag teilweise so allumgreifend und zerstörerisch, dass viele Betroffene bereits früh die Erwerbsminderungsrente erhalten und ihr Leben nach diesen beiden Symptomen ausrichten müssen. Mit wichtigen fachlichen Infos und ihren Geschichten beschreibt die Autorin diese beiden Symptome – einmal sachlich, dann wieder emotional und humorvoll. MS'ler werden sich in den Texten wiederfin-

den und Angehörige können endlich diese schrecklichen Symptome verstehen.
www.multiple-arts.com

ISBN-10: 3955550672, Euro: 8,90.-

30% des Kaufpreises gehen direkt an BAER / DMSG NRW
Zu Gunsten Kindern mit MS.
Zu beziehen über Esch-Verlag / www.lesend-helfen.de

GRENZENLOSE ERSCHÖPFUNG
FATIGUE

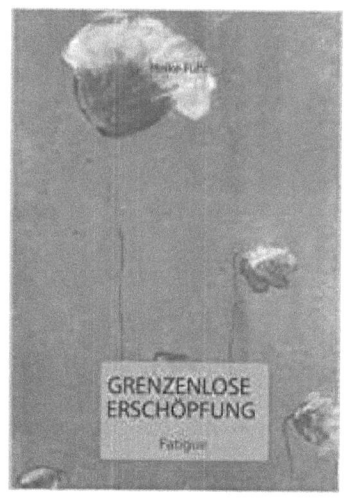

GRENZENLOSE ERSCHÖPFUNG - FATIGUE kennt die Autorin sehr gut, denn sie ist seit 1994 an Multiple Sklerose (MS) erkrankt und leidet hauptsächlich unter diesem schrecklichen Symptom. Mit klarer Benennung der Symptome und mit viel Engagement und Emotionalität widmet sie sich erneut dem Thema "Fatigue" und schafft somit einen Ratgeber für Betroffene und deren Angehörige. Mit gewohntem Esprit und Humor informiert sie sowohl sachlich und fachlich, als auch durch eigene Erfahrungen. Betroffene werden sich mit Sicherheit wiedererkennen und Angehörige werden nun dieses unkalkulierbare und so erschöpfende Symptom, das die Lebensqualität erheblich beeinträchtigen kann, verstehen lernen.

ISBN: 978-3743142459

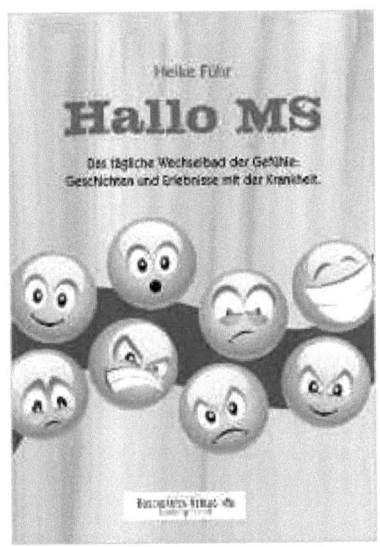

Broschiert: 243 Seiten
Verlag: A.S. Rosengarten-Verlag (30. April 2014)
ISBN-10: 3945015073

Fachbegriffe bei MS
Taschenbuch: 88 Seiten
Verlag: A.S. Rosengarten-Verlag; Auflage: 1. (3. April 2015)
ISBN-10: 3945015162

UNSICHTBARE Symptome
Taschenbuch: 84 Seiten
Verlag: Books on Demand; Auflage: 1 (22. Januar 2015)
ISBN-10: 3734755646

SEXUALITÄT – Tipps für chronisch Kranke
Taschenbuch: 68 Seiten
ISBN-10: 3735793991

„Die Reise zum Glück"
204 z.T. farbige Seiten
Verlag: BoD
ISBN: 9-783739-200897

Hoffnung - vom Pessimisten zum Optimisten
148 Seiten
ISBN 978-3-7431-0181-4

„Alltags-Tipps bei Multiple Sklerose"
Verlag: BoD
128 Seiten
ISBN: 9783739224664

JUVENILE MS / Kinder mit MS
ISBN: 9 783739 228792

Bewältigung chronischer Krankheiten und Depressionen / Für Angehörige und Betroffene
Verlag: BoD
ISBN 9783739245331
228 (23 farbige) Seiten

„Der Tanz durchs Leben"
284 zum Teil farbige Seiten
Verlag: BoD
ISBN 9783842350564

FREUNDSCHAFT
164 Seiten
ISBN 978-3-7412-3810-9

Kinderbuch:
SMILEY – der kleine Frechdachs mag nicht duschen
108 z.T. farbige Seiten
ISBN 978-3-7392-4325-2

GEDÄCHTNIS-Störungen / Kognitive Leistungsstörungen bei MS
152 Seiten
ISBN 978-3-8482-2160-8

LOW CARB für UNTERWEGS
84 Seiten, ISBN 978-3-7386-1713-9

LOW CARB VEGETARISCH & schnell
92 Seiten, ISBN 978-3-7412-7127-4

KINDERN MS erklärt:

Smiley bellt HALLO MS

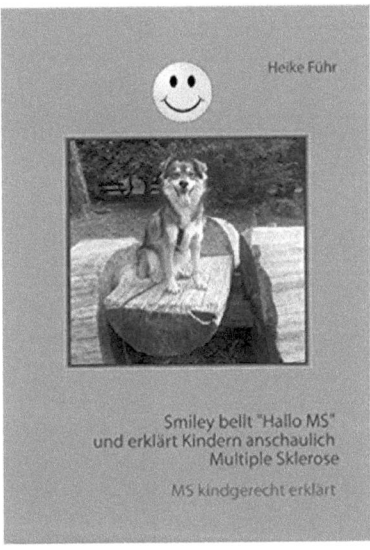

Dieses anrührende Kinderbuch beschreibt anhand von dem süßen Mischlingshund Smiley und seinen beiden Freunden Fine und Balou anschaulich und sehr kindgerecht, was Multiple Sklerose (MS) ist. Smiley erklärt äußerst behutsam auf der Ebene des Kindes, wie sich MS äußern kann und wie es einem betroffenen Elternteil oder anderen betroffenen Angehörigen und Freunden mit MS gehen kann. Mit schönen, authentischen Fotos und lustigen Geschichten aus seinem Hundeleben verknüpft er diese Botschaft so zartfühlend und hinreißend, dass Kinder bei der Begeisterung über den Hund Smiley und seine Freunde die Dramatik einer chronischen Erkrankung zwar begreifen, sie aber niemals als bedrohlich erleben. Die Autorin hat sich ihre jahrzehntelange Berufserfahrung als Erzieherin mit vielen pädagogischen und psychologischen Weiterbildungen zunutze gemacht und empathisch ein Kinderbuch, das auch gleichzeitig ein Ratgeber ist, geschrieben. Ein Buch, das man auch Erwachsenen zum besseren Verständnis der MS in die Hand drücken kann.

52 z.T. farbige Seiten
ISBN 978-3-7347-6730-2
€ 5,50

(DER ERLÖS aus diesem Kinderbuch geht direkt und vollkommen an den Tierschutz-Verein Santorini e.V.)

Wieso ist meine Mama immer so müde?
Smiley bellt HALLO MS und Fatigue

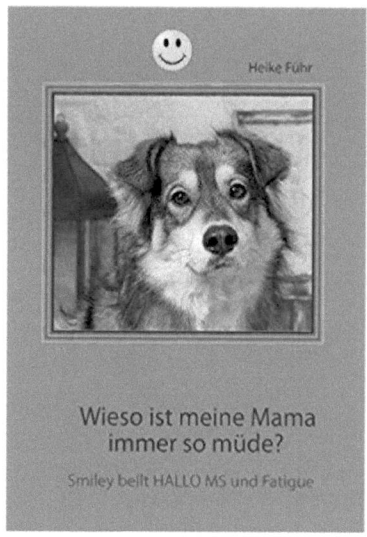

Dieses Buch ist die perfekte Ergänzung zum Buch "Smiley bellt Hallo MS!".

Smiley erklärt auf der Ebene des Kindes sehr kindgerecht das Symptom "FATIGUE" - die große Müdigkeit bei MS - und beantwortet außerdem noch detailliert viele FRAGEN rund um die MS!

Farbige Fotos, Zeichnungen und Erklärungen runden das Buch ab und wer sich in Smiley, den süßen Mischlingshund, nicht schon im ersten Buch verliebt hat, wird es spätestens nun nicht mehr schaffen, seinem Charme zu widerstehen. Ein Buch, das nicht nur für Kinder geeignet ist, denn es erklärt so unkompliziert MS und FATIGUE, dass es für Jedermann interessant und informativ ist.

ISBN: 978-3743111608

5,99€